脊柱管狭窄症は99%完治する

“下半身のしびれ”も“間欠性跛行”も、あきらめなくていい！

酒井慎太郎

GENTOSHA

はじめに

脊柱管狭窄症《せきちゅうかんきょうさくしょう》――。近年、高齢者を中心にこの腰痛に悩まされる人がたいへん増えてきています。

きっとみなさんも、どこかで聞いたことがおありでしょう。あるいは、ご自身がすでに整形外科で『脊柱管狭窄症』という診断を下されているかもしれません。

脊柱管とは、背骨の内側にある神経が通る管《くだ》のこと。高齢になると、この管がだんだん狭《せま》くなってきて内部の神経を圧迫するようになります。脊柱管狭窄症は、この**神経圧迫により、腰が痛んだり足がしびれたりといった症状が現われる疾患**です。体を反《そ》らすと痛みが増すのが特徴で、神経の圧迫が進むと、長く歩いているうちに足や腰がしびれてきて、しばしば休憩を挟《はさ》まないと歩けなくなる症状（間欠性《かんけつせい》跛行《はこう》）も出るようになります。

脊柱管狭窄症は、言わば〝腰の老化現象〟のようなものです。だいたい55歳を過ぎたくらいから増えてくるのですが、長く生きていれば誰にでも起こり得ます。きっと、70代以上であれば、ほとんどの人がこの腰痛を抱《かか》えているのではないでしょうか。このため、以前は『老人性腰椎《ようつい》症』『加齢性腰痛症』といった呼び方をされることもありました。

この腰痛が増えてきた理由は、大きくふたつあります。

ひとつは、日本人の寿命が延びたから。昔は70代後半まで生きれば長生きと言われたのに、この頃は80代、90代まで生きるのが当たり前のようになってきています。こうして**長生きする人が増えるとともに脊柱管狭窄による痛みやしびれに悩まされる人の数も増えてきた**のです。

それともうひとつは、ＭＲＩやレントゲンなどの画像だけを判断材料にして診断を下す整形外科医が増えたからです。脊柱管が狭くなっているかどうかは、これらの画像を見ればすぐにわかります。とくに最近は、**ほんの少しでも脊柱管が狭くなっていれば、『脊柱管狭窄症』の診断が下される傾向が顕著《けんちょ》**です。

おそらく、みなさんの中にも、医師から「ほら、画像のこの部分が狭くなっています……あきらかに脊柱管狭窄症ですね」という説明を受けた方が多いのではないでしょうか。また、「脊柱管狭窄症は体を反らせると痛みが増しますから、なるべく普段から体を丸めるようにしてください」とアドバイスをされた方もいらっしゃることでしょう。さらに、「もし、痛みやしびれなどの症状がひどくなってきたら、手術をするしかありません」という説明を受けた方もいらっしゃるかもしれません。

しかし――

こうした**型通りのお決まりの説明を真《ま》に受けて、かえって腰痛を悪い方向へ向かわせてしまう人も少なくない**のです。

決して誤診というわけではないのですが、画像上で脊柱管の狭窄が確認できたからといって、「脊柱管狭窄症→体を丸めたほうがいい→症状がひどくなったら手術をするしかない」といった従来のパターンで治療を進めてしまうのは、あまりに安《あん》易《い》すぎます。これでは脊柱管狭窄症は治りませんし、たとえ手術をしても痛みが取れない可能性大。私に言わせれば、こうした型通りの解決パターンに進んでしまうのは、かなりもったいない話であり、せっかくの〝治る可能性〟をみすみす手放してしまっているようなものなのです。

どうして、型通りの解決パターンへ進んではダメなのか。

それは、脊柱管狭窄症と診断されている腰痛には、さまざまなタイプがあり、そのタイプに適した問題解決法をとらなくてはならないから。脊柱管狭窄症には**人それぞれに合った解決パターンがあって、型通りのパターンを当てはめても通用しないケースが非常に多い**のです。

私は、脊柱管狭窄症には、いろいろな腰痛が内包されていると考えています。これは、その人の訴える症状に、それまで経験してきた腰痛が詰め込まれているからです。若い頃に椎間板《ついかんばん》ヘルニアを患《わずら》った人であれば、椎間板ヘルニアの症状が色濃く出ているし、若い頃に腰椎すべり症・分離症を患った人であれば、その症状が色濃く出ているのです。

もちろん、若い頃からいまに至るまで、どんな症状を抱えてどういう〝腰痛ストーリー〟を辿《たど》ってきたのかは、人それぞれで違います。だから、それぞれからそのストーリーを聞き出し、どんな腰痛がどれくらい内包されているのかをしっかり突き止めたうえで、それぞれのパターンに合わせて治療を進めていかなくてはならないのです。

私は、こういう考え方のもと、非常に多くの脊柱管狭窄症の患者さんを治してきました。これまで治療した患者さんは、すでに30万人を超えていると言っていいでしょう。

患者さん方が訴える〝腰痛ストーリー〟は本当に百人百様ですが、似通った道のりを辿ってきている人も多く、それによっておおまかな傾向を分析することができます。

たとえば、長年にわたって多くの患者さんに接していると、**脊柱管狭窄症に内包されている腰痛は、圧倒的に椎間板ヘルニアが多い**ことに気づきます。整形外科で脊柱管狭窄症という診断を受けていても、実際にはヘルニアの症状が強く出ている人は、脊柱管狭窄症全体の70％を占めると言っていいでしょう。また、『狭窄症』と『ヘルニア』の症状が半々か、『狭窄症』の症状が少し強めに出ているくらいの人がだいたい25％くらい。他の腰痛がまったく内包されていない『純粋な脊柱管狭窄症』の人は、ほんの5％程度に過ぎません。

つまり、純粋な脊柱管狭窄症はごくごくわずかで、じつは『狭窄症もどきのヘルニア』や『ヘルニアもどきの狭窄症』でほとんどが占められているわけです。

そして、私の経験上、これら9割以上を占める『狭窄症とヘルニアの混合タイプ』は、**まず椎間板ヘルニアによる症状の解消に的を絞って治療を進めていくほうが断然治りやすい**のです。

くわしくは後ほどご説明しますが、先にヘルニアの症状が解消されると、後に狭窄症の症状が残ったとしても、痛みやしびれなどの症状が全体として大幅に軽減されるようになります。さらに、ヘルニアの症状さえとれてしまえば、残った症状もぐっと治しやすくなります。すなわち、脊柱管狭窄症を治していくには、「ヘルニアをちゃんと治す」のが大きなポイントだったというわけです。

脊柱管狭窄症のタイプ

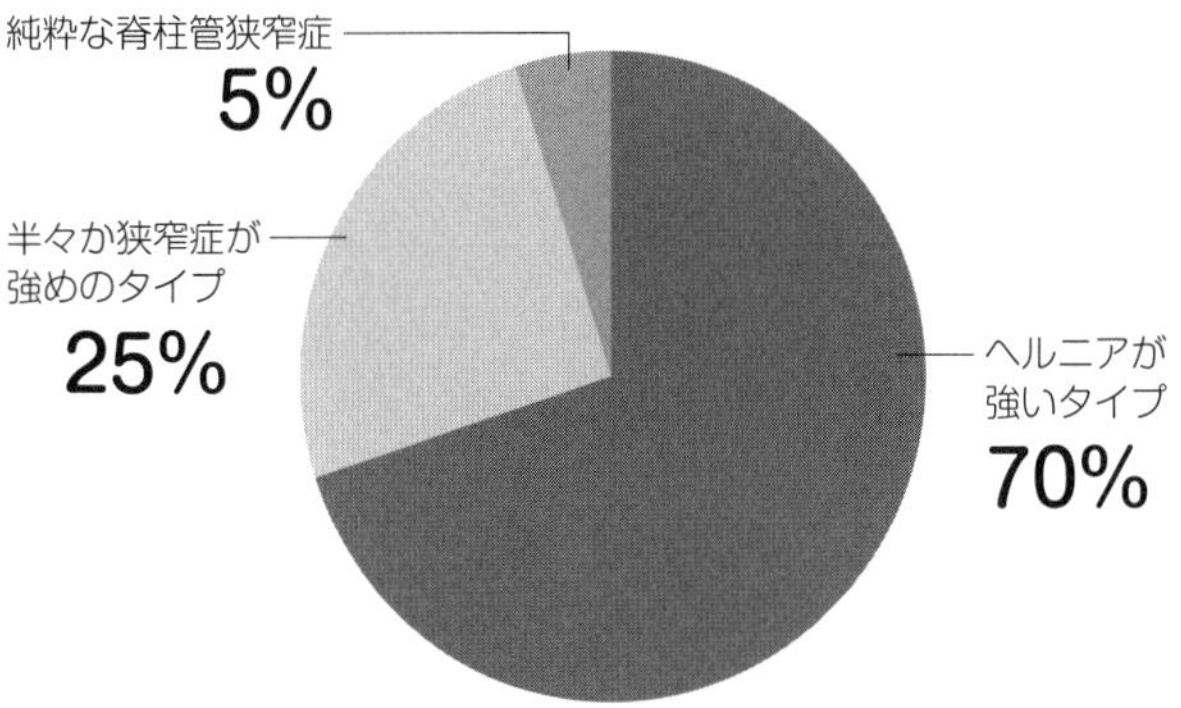

きっと、みなさんの中には、長年にわたって脊柱管狭窄症の症状に悩まされ続けている方もいらっしゃることでしょう。

脊柱管狭窄症は、腰痛治療界の中でも長らく〝治りにくい腰痛〟とされてきました。あちこちの医療機関や治療院を回っても一向によくならず、「もう一生この痛みやしびれと離れられないのか……」と治療をあきらめかけている方もいらっしゃるかもしれません。

しかし、決してあきらめる必要はありません。

脊柱管狭窄症は、自分のタイプに合わせて適切な治療を行なっていけばちゃんと治すことができるのです。

手術を受ける必要もありません。よほど状態が悪化していないかぎり、手術をしなくても治すことができます。しかも、その多くは、**関節の動きをよくする矯正《きょうせい》やストレッチ、生活習慣改善などを行なうことによって、自力で治していくことが可能**なのです。

本書ではこれから、その症状解消のためのノウハウをあますところなく紹介していきます。ぜひ、本書のノウハウを実践して、脊柱管狭窄症を撃退してください。わずらわしい痛みやしびれを解消させて、スムーズに動く足腰を取り戻し、いつまでも元気に生きていきましょう。

健康長寿の実現には、痛みなく動く腰や足をキープすることが不可欠です。脊柱管狭窄症を乗り越え、なめらかに足腰を動かしながら、末永《すえなが》く充実した人生を歩んでいきましょう。

Part 1
「あなたのタイプの脊柱管狭窄症」はこの方法で撃退できる！

Part 2

これでバッチリ！ タイプ別・脊柱管狭窄症の傾向と対策

Part 3

脊柱管狭窄症はセルフケアで十分治せる！

Part 4

つらい痛みやしびれを解消する小さな疑問Q&A

Part 5 脊柱管狭窄症を治せば老後の人生が大きく変わる！

Part

1

「あなたのタイプの脊柱管狭窄症」はこの方法で撃退できる!

“自分のタイプ”を知ることが脊柱管狭窄症を克服する第一歩

脊柱管狭窄症は、じつに多様な症状が現われる腰痛です。家庭用の医学書の『脊柱管狭窄症』のページに載っているような〝お決まりの症状〟だけが現われるとは限りません。

「はじめに」でもお伝えしたように、脊柱管狭窄症には、その人がそれまでの人生で経験してきた腰痛が内包されています。どんな腰痛を経験してきたのかは人それぞれに違いますから、その人が辿ってきた腰痛のタイプによって違った症状が現われるのです。

このため、**下されている〝診断名〟は同じ脊柱管狭窄症であっても、出現する症状は人によりまちまち**となります。ほとんど椎間板ヘルニアではないかという症状が出ている人もいますし、いかにも狭窄症らしい症状が出ている人もいます。また、ヘルニアと狭窄症の症状が両方とも出ている人もいます。

こうした症状には、それぞれのタイプごとに合った〝解消の方法〟があります。だから、**本気で脊柱管狭窄症を治したいのなら、まずは〝自分のタイプ〟をしっかり見極めること**からスタートしなくてはなりません。

このPart1では、みなさんに〝自分のタイプ〟を知っていただくために、脊柱管狭窄症と診断された患者さん方が訴えがちな症状のケーススタディを紹介していくことにしましょう。

きっと、これら13のケースの中には、みなさんが日々悩まされている症状と近いタイプがあるはず。「そうそう、まさにこういう痛みなんだよ」といった〝自分と似たタイプ〟が見つかるのではないでしょうか。

ですから、ぜひ〝自分と似たタイプ〟を見つけて、症状の軽減や解消に役立ててください。それぞれのケースでは、「どうしてその症状が起こるのか」「すぐに痛みを軽くしたいときにはどんな方法をとればいいのか」も解説していきます。痛みやしびれが起こる原因を知り、自分のタイプに合った対策を身につけて、脊柱管狭窄症を克服していきましょう。

ケース①
朝、顔を洗うときに前かがみになると腰が痛みます。

「草むしりやお風呂掃除など、前かがみで作業をしていると、立ち上がるときに腰に強い痛みを感じます。整形外科を受診すると、脊柱管狭窄症という診断で、しばらく様子を見なさいと言われました。ただ、一向に痛みは取れません。とくにつらいのは朝。腰が張ってふとんから立ち上がるのもつらいし、洗面台で顔を洗おうと身をかがめると腰にズキンとする痛みが走ります。この毎朝の腰の痛み、何とかできないものでしょうか」(52歳・主婦)

判定 **椎間板ヘルニアが強いタイプの脊柱管狭窄症** ヘルニア**8**:狭窄症**2**

このケースでは、椎間板ヘルニアの症状がかなり強く出ています。整形外科で『脊柱管狭窄症』という診断が下されたということですが、狭窄症の影響はほんのごくわずか。8:2くらいの割合で、椎間板ヘルニアのほうの影響が勝っているという状況です。

そもそも、「前かがみになると腰が痛くなる」のは、椎間板ヘルニアの大きな特徴です。腰痛は「前かがみになると痛いタイプ」と「体を後ろへ反らすと痛いタイプ」に大別されるのですが、前者の代表選手が椎間板ヘルニアであり、後者の代表選手が脊柱管狭窄症なのです。

この方の場合、**もともと椎間板ヘルニアの傾向があったところへ、少しずつ脊柱管の狭窄が進み始めたもの**と考えられます。おそらく、整形外科での画像診断の際、わずかに出ていたヘルニアが見逃され、わずかに狭くなってきていた脊柱管のほうが着目されたために『脊柱管狭窄症』という診断が下されたのでしょう。このように、「椎間板ヘルニアの症状が強く出ているのにもかかわらず『脊柱管狭窄症』という診断を下されている人」は、けっこう多いものなのです。

なぜこの症状が起こるのか

この方は、朝、決まって腰の痛みがひどくなると訴えられていますが、これも椎間板ヘルニアの特徴的な症状のひとつです。通常、**朝は椎間板の内圧が高く、内部での膨張《ぼうちょう》プレッシャーが大きくなるので、よりヘルニアが神経に触れやすく**なります。このため、起床時や起床後しばらくの間に痛みが出やすいのです。

また、椎間板ヘルニアの痛みは、体の重心のかけ具合で大きく変わるものなのですが、朝、起きたばかりだと、脳も体も完全に目覚めていない状態で、まだ腰への重心ののせ方がよくつかめていません。それで、寝ぼけまなこでふとんから立ち上がったときや洗面台で身をかがめたときなどに不安定なバランスで腰に体重をかけてしまい、「アイタタタ……」ということになるわけです。

すぐに症状を軽減させたいときの方法は?

では、こうした〝朝の腰痛〟を解消させるにはどんな方法をとればいいのでしょう。

私のおすすめは、起床時の『オットセイ体操』です。これはうつ伏せになって上体を起こし、オットセイのようなポーズをとるエクササイズ。朝、目覚めたときに、ふとんの上でこの体操を行なってみてください。

　このように**体を反らせると、腰の筋肉の緊張がほぐれ、腰椎関節の動きもよくなるため、椎間板の内圧を効果的に下げる**ことができます。また、起きてすぐにこの体操を行なうと、脳も体もほどよく目覚めてくるため、立ち上がったときや体をかがめたときに、重心をのせるべき腰のポイントを間違えないようにもなります。きっと、この体操を行なうのと行なわないのとでは、起床後の腰の痛み具合が大きく違ってくるはずです。

　慣れるまでは少し痛く感じる場合もあるかもしれませんが、1~2週間がんばって続けてみてください。継続するうちに、朝の腰痛に悩まされなくなるはずです。

ココがポイント！

朝の腰の痛みは、起床時の『オットセイ体操』で撃退しよう

⬇ 116ページへ

ケース❷

若い頃からぎっくり腰を繰り返しています。

「私は30年以上前から腰痛があって、椎間板ヘルニアの診断も受けています。状態はよくなったり悪くなったり……。ぎっくり腰にも、年中行事のように悩まされています。気をつけてはいるのですが、荷物に手を伸ばしたり、ゴミを拾おうとしたりといった、ほんのちょっとしたことでギクッとくるのです。これまではだましだまし腰痛とつき合ってきたのですが、先日、久々に整形外科で腰の状態を診てもらったところ、新たに脊柱管狭窄症という診断を受けました。脊柱管狭窄症になると、ぎっくり腰もこれまで以上に悪化してしまうのでしょうか」（61歳・自営業）

判定 **椎間板ヘルニアが強いタイプの脊柱管狭窄症** ヘルニア8：狭窄症2

もともと椎間板ヘルニアの症状を抱えている人が、年月を経て脊柱管狭窄症を併発するようになるケースはめずらしくありません。この方のケースもそうですが、椎間板ヘルニアを治療せずに放《ほう》っていると、脊柱管の狭窄も進みやすくなってしまうものなのです。

この方の場合、脊柱管のほうはまだ初期段階であり、腰痛症状のほとんどは椎間板ヘルニアの影響によって現われていると考えられます。主訴である**ぎっくり腰を繰り返すのは、ちょっとした刺激でもヘルニアが悪化してしまう状態であり、椎間板が弱っているという証拠**なのです。

とにかく、こうしたケースはヘルニアを放っていてはいけません。だましだまし症状とつき合っていたり、治すのをあきらめていたりしてはダメ。後で述べるように、椎間板ヘルニアは仙腸関節《せんちょうかんせつ》を矯正することによって治療することができますし(106ページ参照)、ヘルニアをしっかり治せば、ぎっくり腰も起こらなくなります。まずはヘルニアの治療を最優先にしていくといいでしょう。

なぜこの症状が起こるのか

ぎっくり腰は、椎間板ヘルニアの人にたいへん多く見られる症状です。よくマンガなどでは「重い植木鉢を持った拍子《ひょうし》に突然ギクッとなる」といった描写がされていますが、じつはそういうケースは少ないもの。むしろ、近くのものを取ろうとしたり、落とした小銭を拾おうとしたりするなど、何気なく腰を曲げた拍子に〝ぎっくり〟がくるケースが目立ちます。

つまり、ぎっくり腰は、**ずっと以前から腰の椎間板に疲労がたまっていて、その累積《るいせき》疲労がちょっとした動作をきっかけに一気に爆発して表面化するというケースが多い**のです。

すぐに症状を軽減させたいときの方法は？

ぎっくり腰を防ぐために、とりわけ気をつけたいのは前かがみの姿勢です。前かがみ姿勢を長く続けるのは、もっとも椎間板に疲労をためやすい習慣。また、椎間板が疲労してくると、無意識に前かがみの動作をとったときに、もっとも「ぎっくり」を起こしやすくなるのです。

ですから、**前かがみのポーズをとらないように、普段から意識づけを徹底する必**

要があります。たとえば、床に落ちたものを拾おうとするときは、ひざを伸ばしたままで腰を曲げて拾ってはダメ。必ずいったんひざをついて、腰を落としてから拾うようにしてください。それと、背中から腰にかけて背骨の両側にテーピングをするのも有効です。腰を曲げようとすると自動的にテープが緊張するため、「前かがみ姿勢はＮＧだ」ということを脳と体に深くインプットすることができます。

なお、不幸にしてぎっくり腰を起こしてしまったら、最初の２日間は無理せずに安静にしてください。ただ、３日目からは多少痛みが残っていても、動き出したほうがいいのです。できるだけよい姿勢を保つように努力しつつ、徐々《じょじょ》に通常の生活に戻していくといいでしょう。何日も寝ていると、かえって治りが遅くなります。「安静にしすぎは禁物」と心得てください。

ココがポイント！

ぎっくり腰で安静にしすぎるのはＮＧ！

⬇128ページへ

ケース③ くしゃみや咳をすると、腰に響くような痛みが走ります。

「ここ数年、椎間板ヘルニアに悩まされています。どうにか日常生活は送れているものの、長い時間座っていると腰が痛くなってくるし、くしゃみや咳《せき》をすると腰にビリビリーッと響くような痛みが走ります。そのうえ、先日は病院で脊柱管狭窄症も現われてきていると言われました。これ以上腰が悪くなったら、仕事を続けられるかどうかも心配です」（55歳・会社員）

判定 **椎間板ヘルニアが強いタイプの脊柱管狭窄症**　ヘルニア9：狭窄症1

この方のように、**「くしゃみや咳が腰に響く」という症状は、椎間板ヘルニアが重度に進んでしまっているサイン**です。これ以上悪化させてしまうと、痛みで動けなくなるようなケースも出てきます。先にも述べたように、椎間板ヘルニアの症状は、仙腸関節を矯正するなどの適切な治療を行なえば解消させることが可能です

（106ページ参照）。症状を我慢していてはいけません。脊柱管の狭窄が進まないうちに、できるだけヘルニアを治してしまうことをおすすめします。

なぜこの症状が起こるのか

腰にくしゃみや咳の衝撃が響くのは、それだけ腰椎の椎間板が不安定な状態だということ。ヘルニアが飛び出ていて、ちょっとした刺激でも神経に触れる状況になっているために、**くしゃみなどで体を屈曲《くっきょく》させた際にヘルニアが神経を刺激して、強烈な痛みをもたらす**のです。

もっとも、痛いからといって安静にしてばかりではいけません。椎間板ヘルニアはじっとしていてもよくはならないのです。むしろ、患部を安定させたうえで、歩いたり家事をしたりし、通常の日常生活を送るほうが治りが早まります。痛い場合は、痛み止めを飲んでも構いません。運動をしたり筋トレをしたりする必要はありませんので、とにかく、できるだけ姿勢を正して歩いて、普通に活動することを目指すといいでしょう。

すぐに症状を軽減させたいときの方法は？

重度の椎間板ヘルニアを抱えている人は、〝患部の安定〟を保つ心がけが大切になります。

たとえば、くしゃみが出そうなときは、その直前に柱や机などに手をついて体を支えれば、くしゃみによって腰椎の椎間板に加わる衝撃をかなり少なくすることができます。つまり、**とっさに手をついて体を支えるだけでも、患部が安定する**のです。

また、腰が痛いときに仕事や家事などの活動を行なう場合は、コルセットをつけて患部を安定させることをおすすめします。

椎間板ヘルニアの方の場合、姿勢や重心ののせ方によって痛みがラクに感じられるポジションがあるはず。その〝ラクなポジション〟に合わせて腰をコルセットで固定するのです。コルセットを巻いて腰の周りを壁のように固めると、腰椎椎間板の安定度が高まるため、あまり痛みを気にすることなく行動できるようになるはずです。

さらに、腰だけでなくお尻や足にもしびれや痛みなどの症状がある場合は、もうひとつコルセットを用意して（市販の腰痛バンドでＯＫ）、お尻の下側を持ち上げるように巻くのが効果的です。

これらのコルセットの巻き方については、後ほど改めて紹介します。コルセットは日中の活動時はずっとつけていて構いませんが、夜は外して寝るようにしてください。

私は、痛みの7〜8割はコルセットで抑えられると思っています。ぜひ、コルセットをうまく利用しつつ積極的に活動をして、〝攻めの姿勢〟で腰痛を治していってください。


ココがポイント！

腰に響く痛みは、コルセットで患部を安定させれば抑えられる

⬇ 102ページへ

ケース❹

車を運転して30分もすると、お尻や腰が痛くなってきます。

「私は仕事の営業で車を使うことが多いのですが、30分くらい運転すると、いつも決まって右の腰やお尻、右太ももの外側にかけてがズキズキ、ジンジンと痛くなります。整形外科を受診すると、脊柱管狭窄症という診断でした。このまま悪化したら、仕事に支障が出てくるのではないかと思うと心配でなりません。いったいどうしたらいいのでしょう」（54歳・会社員）

判定 **椎間板ヘルニアが強いタイプの脊柱管狭窄症**　ヘルニア**7**：狭窄症**3**

『脊柱管狭窄症』という診断が出ているようですが、この方も狭窄症とヘルニアの混合タイプ。現われている症状は、間違いなく椎間板ヘルニア特有のパターンです。車の運転など、**長時間座り続けることで片側の腰や足に症状が出るのは、ほぼヘルニアによる症状**と見て差し支えありません。車の運転以外にも「映画館で2時間座っていられない」「デスクワークを長く続けることができない」「長時間の会議が苦痛だ」といった訴えをする人もいらっしゃいます。

なお、腰だけでなく、お尻や太ももの外側に症状が出ているとのことですが、これは**椎間板ヘルニアによって坐骨神経痛《ざこつしんけいつう》が現われている**ことを示しています。坐骨神経痛は椎間板ヘルニアでも脊柱管狭窄症でも両方とも現われますが、ヘルニアが原因の場合はお尻の外側や足の外側、つま先、かかとなどに症状が出る傾向があり、脊柱管狭窄症が原因の場合は、お尻の中央や足の内側、ひざ下全体に症状が出る傾向があります。このため、お尻や足のどの部位に症状が出ているかによって、ある程度腰痛の原因を絞り込むことが可能なのです。

なぜこの症状が起こるのか

この方の場合、腰椎の椎間板の右側に小さなヘルニアがあって、右のお尻や右足方面に向かう神経を刺激していると考えられます。ヘルニアは前かがみ姿勢で悪化しやすいのですが、運転中はどうしても前かがみにならざるを得ないため、長時間ハンドルを握っていると、**飛び出したヘルニアが神経に触れて、右側の腰や足に症状をもたらすことになる**のです。

ですから、運転中の腰痛を防ぐには、姿勢やハンドルを握る時間に十分に気をつけることが大切になります。

●すぐに症状を軽減させたいときの方法は?

まず、運転時の姿勢ですが、シートをリクライニングさせて運転するのはNG。なるべくシートを起こし、**骨盤をまっすぐ立たせ、背筋を伸ばしてハンドルを握る**ようにしてください。それと、シートが低いのもよくありません。座布団などを使って**なるべくイスを高くして運転する**ようにしましょう。さらに、坐骨神経痛がある人の場合、シートの座面が硬いとお尻やひざ裏が刺激されて症状が増す傾向があるので、**お尻の下やひざ裏が当たる部分にやわらかいタオルなどを挟んで運転をする**のもいいと思います。

また、症状を悪化させないためには、長時間の運転を避け、小まめに休憩をとることが重要です。休憩の際は、車から降りて体を伸ばし、軽いストレッチをするようにしましょう。

そして、この際にぜひ行なっていただきたいのが『仙腸関節ストレッチ』です。これは、痛みがある側の腰を後ろから押して、固まってしまった骨盤の仙腸関節の動きをよくするためのストレッチ。これにより仙腸関節の動きがよくなると、腰椎椎間板にかかっていたプレッシャーが軽くなり、椎間板ヘルニアの症状が軽減されるのです。

私の患者さんの中にも、「このストレッチを行なうだけで、運転中の痛みやしびれがおさまる」という人が少なくありません。とくに長く運転する場合は、サービスエリアなどでの休憩時に必ず行なうよう習慣づけることをおすすめします。

ココがポイント!

運転時の腰痛に悩んでいる人は『仙腸関節ストレッチ』を習慣に

➡118ページへ

ケース5 靴下を履こうとすると、足がしびれるように痛みます。

「朝、靴下を履こうとすると、片方の足がしびれるように痛みます。普通に立ったり歩いたりしているときは何でもないのですが、足の爪を切ろうとするとき、靴ひもを結ぼうとするときなど、体を深くかがめると、いつも決まって同じようなしびれ症状が現われるのです。ひょっとして、脊柱管狭窄症からくる坐骨神経痛なのでしょうか」(48歳・パート)

判定 椎間板ヘルニアが強いタイプの脊柱管狭窄症 ヘルニア8：狭窄症2

この方のように、深く身をかがめると片側の足がしびれたり痛んだりするという人は、けっこう大勢いらっしゃいます。坐骨神経痛の症状が出ているわけですが、原因となっているのは脊柱管狭窄症ではなく、ほぼ間違いなく椎間板ヘルニアだと考えられます。

なぜなら、**「片側の足に症状が現われる」「身をかがめると症状が悪化しやすい」というのは、椎間板ヘルニアによる坐骨神経痛の大きな特徴**だから。これに対し、脊柱管狭窄症による坐骨神経痛では、「両足に症状が現われる」「姿勢に関係なく症状が現われる」という場合が多いのです。

●なぜこの症状が起こるのか

深く身をかがめたときにだけ症状が現われるのは、その姿勢をとったときにヘルニアが神経に触れている証拠です。このため、**症状を避けるには、まずは体を屈曲させる姿勢をとらないように心がけること**が第一。靴下を履くときなどは、イスに腰掛けて、痛い側の足を反対側のひざにのせて履くようにするだけでもだいぶ違うはずです。

また、椎間板ヘルニアによる坐骨神経痛がある人は、痛い側のお尻の横から太ももにかけての梨状筋《りじょうきん》という筋肉が緊張してこっている傾向があります。ですから、この部分の筋肉をマッサージするなどして、普段からよくほぐすように習慣づけておくといいでしょう。

●すぐに症状を軽減させたいときの方法は？

椎間板ヘルニアによる坐骨神経痛の症状は、**お尻横から太ももにかけての梨状筋のこりをほぐすことによって軽減**させることができます。ここでは、その方法をふたつ紹介することにしましょう。

ひとつめは、『テニスボールごろごろマッサージ』。これは、平らな場所で横になり、お尻や太ももなどの痛い部分にテニスボールを当てて、そこに体重をかけ、ボールの球体を生かしてごろごろとマッサージをする方法です。これを行なうと、ボールの圧力刺激が患部に伝わって梨状筋のこりがほぐれ、効果的に症状をやわらげることができます。

ふたつめは、『足L字ストレッチ』です。こちらは、ふとんなどに横になり、痛い側の足を真横へL字状に曲げるストレッチ。ひざを90度に曲げると、お尻から太ももにかけての梨状筋の緊張がゆるみ、これにより症状を軽減させることができるのです。

『テニスボールごろごろマッサージ』も『足L字ストレッチ』も、朝の起床時に行なえば、靴下を履いたり靴を履いたりする際の症状をかなり抑えることができるはずです。

また、『足L字ストレッチ』は、座った姿勢でも行なうことができるので、床や畳に座って生活をしているのであれば、テレビを観たり食事を摂ったりしながら実践することが可能です。足腰の調子がよくないときはもちろんですが、坐骨神経痛の症状を予防・解消するためにも、生活の中のさまざまなシーンで積極的に行なうといいでしょう。

ココがポイント!

ヘルニアからくる坐骨神経痛は『テニスボールごろごろマッサージ』&『足L字ストレッチ』で撃退しよう

⬇120〜121ページへ

ケース6

昔、スポーツで痛めた腰が、また痛むようになってきました。

「私は学生時代にバレーボールをやっていて、腰を痛めて仕方なく部活をやめたことがあります。そのときの診断は、腰椎分離症・すべり症でした。それからもう何十年もの歳月が経《た》ったのですが、最近、ちょうど昔痛めた腰のあたりが痛むようになってきたのです。とくに、席を立って動き始めるときや体を反らしたときに腰がズキンズキンと痛みます。整形外科へ行くと脊柱管狭窄症という診断でした。これって、はるか昔に腰を痛めたことが、いまの痛みにつながっているということなのでしょうか」（58歳・主婦）

判定 **腰椎分離症・すべり症が現われているタイプの脊柱管狭窄症**

分離症・すべり症 **6** ： 狭窄症 **4**

腰椎分離症・すべり症は、**棘突起《きょくとつき》と呼ばれる腰椎の後部パーツが疲労骨折を起こ**

して発生する腰痛です。体を激しく反る動きによって起きることが多く、この方と同じように、若い頃スポーツをやっていて骨折をするケースが目立ちます。

そして、**この腰痛はいったんは治ったように思っていても、歳《とし》をとってから再び痛み出すことがめずらしくない**のです。また、腰椎分離症・すべり症があると、脊柱管狭窄症も進みやすくなります。この方のように、「昔痛めたところがまた痛むようになってきて、整形外科へ行ってみたら、分離症・すべり症だけでなく脊柱管狭窄症まで指摘されてしまった」というのも、わりとよくあるパターンです。

このように、歳をとってからぶり返してくる腰椎分離症・すべり症には、ヘルニアや狭窄症が混じっているケースが少なくありません。また、病院での検査時に脊柱管の狭窄が進んでいた場合、腰椎分離症・すべり症が見逃されて、脊柱管狭窄症と診断されるケースもあります。

なお、腰椎分離症・すべり症が原因になっているかどうかは、腰の背骨の真ん中（腰椎4番5番）を押してみればわかります。押してみたときにズキンという痛みがあれば腰椎分離症・すべり症があると見ていいでしょう。

●なぜこの症状が起こるのか

腰椎は、加齢とともにじわじわと老化しています。骨と骨の間でクッションの役割を果たしている**椎間板の弾力やみずみずしさが失われ、腰椎関節も次第にすり減って、腰椎が全体に不安定さを増してくる**のです。さらに、不安定さが増すと、かつて痛めたところが再び痛み出したり、骨がずれた場所がまた痛んできたりということが多くなってきます。中年以降の腰椎分離症・すべり症は、こうした〝ぶり返しパターン〟で起こるのがほとんど。また、椎間板ヘルニアや脊柱管狭窄症があると腰椎の不安定さがいっそう増すので、これらの腰痛の進行が腰椎分離症・すべり症をぶり返させるのに影響している場合も少なくありません。

●すぐに症状を軽減させたいときの方法は？

意外かもしれませんが、腰椎分離症・すべり症の痛みを解消させるには、腰に〝ねじる動き〟〝ひねる動き〟を加えるのが有効です。なぜなら**腰を大きくひねる**

と、腰椎の後部棘突起の分離したりずれたりしていた部分が、元の正しい位置に戻ってきやすいからです。

そして、このためにおすすめなのが『体ひねり体操』です。これは、床に仰向《あおむ》けになり、下半身と上半身を逆方向に向けて腰をひねるエクササイズ。腰椎分離症・すべり症の予防と解消に有効なのはもちろんですが、これを行なうと背骨と骨盤の連携性が高まるため、ヘルニアや狭窄症など、腰痛全般を予防することにつながります。

私の患者さんには、この『体ひねり体操』を行なったら「ストンと痛みがなくなった」という人もいらっしゃいます。朝晩、起床後と就寝前の習慣として行なうといいでしょう。

ココがポイント！

腰椎分離症・すべり症がある人は『体ひねり体操』を習慣に

⬇ 119ページへ

ケース⑦

歩き始めて数分もすると、足と腰がしびれてきます。

「私は健康のため、日々なるべく歩くように心がけています。ところが最近、歩き始めて数分も経つと、足と腰がしびれてくるようになってきました。右足にも左足にもジリジリとしびれる感じがあって、とくに右は痛いと思うくらいの症状があります。立ち止まって休んでいるとおさまるのですが、再び歩き始めると、やはりだんだんしびれてくる……。これがウワサに聞く脊柱管狭窄症という腰痛の症状なのでしょうか」(63歳・主婦)

判定　混合タイプの脊柱管狭窄症　ヘルニア5：狭窄症5

この方のように、足腰のしびれや痛みから、休み休みでないと歩けなくなる症状は『間欠性跛行』と呼ばれていて、脊柱管狭窄症の特徴的な症状のひとつとされています。

ただし、間欠性跛行は椎間板ヘルニアでも起こります。とくに、**脊柱管狭窄症と椎間板ヘルニアの混合タイプの人は、歩行時に間欠性跛行が現われやすく、どちらか一方の足により強い症状を訴える傾向**があります。この方も足のしびれ方からすると、おそらく混合タイプでしょう。

混合タイプで間欠性跛行が現われている場合、脊柱管狭窄症の症状が強いのか、椎間板ヘルニアの症状が強いのか、どちらなのかをよく見極めながら、治療を進めていく必要があります。そして、治療を進めながら、できるだけ〝歩くこと〟をやめないようにがんばっていかなくてはなりません。

間欠性跛行の症状は、「痛いから」「しびれるから」といって歩かずにいると、どんどん進んでいってしまいます。だから、「歩くことで治していく」というくらいの気持ちを持って、多少つらくとも日々歩き続けていく姿勢が求められるのです。

なぜこの症状が起こるのか

背中を反らして歩いていると、どうしても**脊柱管に圧がかかり、スペースが狭《せば》**

まって中の神経が圧迫されやすくなるもの。歩き続けるうちに足や腰がしびれてくるのは、基本的にこの神経圧迫が原因です。

ただし、それならば背を丸めて歩けばいいのかというと、そうでもありません。後でご説明しますが、私の長年の治療経験上、脊柱管狭窄症の人も〝なるべく正しい姿勢〟で歩くほうが治りが早いのです。とりわけ、脊柱管狭窄症と椎間板ヘルニアの混合タイプの人は、いい姿勢を意識して歩くほうがいい。症状がつらくなってきたら休憩を挟んで構いませんので、できるだけ正しい姿勢で歩くように普段から習慣づけてください。

すぐに症状を軽減させたいときの方法は?

では、間欠性跛行が出ているときに、姿勢よく長く歩き続けるためには、どんなコツを身につけていればいいのでしょう。

こういう場合におすすめなのが『靴ひも&背伸びストレッチ』です。これは、歩き続けてしびれや痛みなどの症状が出てきたときの休憩時に行なうストレッチ。まず、いったん腰を落とし、片方の靴ひもを結び直すような格好をして十分に背中を丸めます。そして次に、体を起こし、天に向かって斜め45度の方向へ思いっきり体を伸ばすのです。

つまり、このように**体を「丸める／伸ばす」を数回繰り返すことによって、脊柱管のスペースを広げ、神経圧迫をゆるめる**ことができるわけです。体を屈伸させると足腰の血液循環が促されるので、この点もしびれや痛みを軽減させることにつながります。

私の患者さんにも、この『靴ひも＆背伸びストレッチ』を取り入れたことで長く歩けるようになったという方が少なくありません。みなさんも、ぜひ試してみてください。

ココがポイント！

間欠性跛行がある人は『靴ひも＆背伸びストレッチ』がおすすめ

⬇ 122ページへ

ケース8

デスクワーク中、足腰にずっとしびれがあるのですが……。

「私の仕事はパソコンの入力なので、ほぼ1日中座ってキーボードを打ち続けています。ただ、ここ数か月、仕事中に足腰がしびれてくるようになって困っています。お尻から太ももの裏側、ひざ下全体にチリチリとしびれがあり、とくに夕方になると症状がひどくなるのです。以前、何度かぎっくり腰になったことはあるのですが、その影響なのでしょうか。これ以上ひどくなると仕事にも支障が出かねないので、いい対策法があったら教えてください」（45歳・会社員）

判定 **混合タイプの脊柱管狭窄症**　ヘルニア5：狭窄症5

先にも述べたように、坐骨神経痛は椎間板ヘルニアでも脊柱管狭窄症でも現われます。イスに**座り続けているとしびれてくるのは椎間板ヘルニアによる坐骨神経痛の特徴であり、夕方に症状がひどくなったり、太もも裏やひざ下全体にしびれが出**

たりするのは脊柱管狭窄症による坐骨神経痛の特徴です。おそらくこの方の場合、両方の症状が出ているのでしょう。

40代半ばで脊柱管狭窄症が現われるのは通常よりも少し早いのですが、過去にぎっくり腰を患い、もともとヘルニアがあったところへ脊柱管の狭窄が進んできて、神経が圧迫された結果、坐骨神経痛の症状が現われていると考えられます。

なぜこの症状が起こるのか

坐骨神経痛の**しびれ症状は、神経の流れと血液の流れの両方が滞《とどこお》ること**により起こります。

流れを悪くする要因はいろいろありますが、中でも気をつけたいのが〝長時間座り続けての作業〟と〝足腰の冷え〟です。前者の対策としては、小まめに休憩をとって体を伸ばすのがいちばん。デスクワークでパソコンを打ち続けているとつい時間が経ってしまうものですが、意識的に席を立って、少し体を動かすようにしてください。30分から40分ごとに背伸びをしたり、トイレへ行ったりするだけでもだいぶ違うはずです。

また、後者の冷え対策は、あの手この手を使って足腰を温めるようにしてください。ひざかけやストールで足腰をくるんだり、使い捨てのカイロを貼ったりするといいでしょう。坐骨神経痛の場合、カイロは「腰の仙腸関節部分」「お尻の横側の部分」「ひざ小僧の下のやや外側部分（腓骨頭《ひこっとう》の位置）」の3点に貼るのが有効です（74ページ参照）。これらのポイントを温めていれば、神経の流れや血液の流れをよくしてしびれなどの症状を抑えることができるでしょう。

それと、家に帰ったらゆっくりお風呂で温まりましょう。日々の入浴による温熱刺激は、神経や血液の流れをよくするのに欠かせません。さらに、足湯を習慣づけるのもおすすめ。足湯をする場合は、深めのバケツなどを用いてひざ下全体を湯につけて温めるようにしてください。

すぐに症状を軽減させたいときの方法は？

デスクワークなどでイスに座っている最中に坐骨神経痛の症状に襲われた場合、

スピーディに問題を解消してくれるおすすめの方法があります。

それが『腓骨頭マッサージ』です。腓骨頭とは、ひざ小僧の下のやや外側にあるビー玉サイズの小さな出っ張りのこと。この出っ張り付近はひざ下へ向かう神経の流れが集中するポイントであり、ここをつまんで力強くもんだり軽く動かしたりすると、**神経の流れがよくなって、しびれなどの症状を即時的に改善することができる**のです。

この『腓骨頭マッサージ』ならデスクワーク中に机の下で行なうことができますし、会議中にこっそり行なうこともできます。とくにひざ下のしびれ症状に対して大きな効果を発揮するので、ぜひさまざまなシチュエーションで実践してみてください。

ココがポイント!

ひざ下のしびれ症状は『腓骨頭マッサージ』で即効解消!

⬇ 123ページへ

ケース⑨

足の裏に針山の上でも歩いているような違和感があります。

「ずっと以前から坐骨神経痛があり、整形外科で脊柱管狭窄症の診断も受けています。私の場合、両足ともしびれるし間欠性跛行もあって、夕方になるとひときわ症状がひどくなります。それと、何よりも耐えられないのは、歩くたびに足の裏に針山の上でも歩いているような違和感がつきまとう点です。このチクチク、ジリジリと灼《や》けつくような感じの症状を、なんとか解消する手段はないものでしょうか」(72歳・無職)

判定 **純粋タイプの脊柱管狭窄症** ――ヘルニア**0**：狭窄症**10**

多くの場合、脊柱管狭窄症は椎間板ヘルニアと混合しているものなのですが、この方の場合は『純粋な脊柱管狭窄症』と判定してよさそうです。「両足のしびれ」「間欠性跛行」「夕方になると悪化する」などは、いずれも脊柱管狭窄症に特徴的な症状。また、「足の裏のチクチク、ジリジリとした違和感」も脊柱管狭窄症の患者さんがよく訴える症状です。

この足裏の違和感は、「針の山の上を歩いている感じ」だけでなく、「火の上を歩いている感じ」「焼かれているような灼熱感」「足裏全体が麻痺《まひ》している感じ」「雲の上をふわふわと歩いている感じ」などと表現されることもあります。こうした違和感は、椎間板ヘルニアの人はまず訴えません。この**足の裏の症状があるのは、脊柱管狭窄症の症状がとても強く現われているというサインのひとつ**なのです。

なぜこの症状が起こるのか

足の裏は人体のいちばん下にあたる部分。ここを巡る神経は腰椎部の脊柱管に端を発しています。腰や足の症状と同じように、脊柱管のスペースが狭くなり、内部の神経が圧迫刺激されることにより、チリチリ、ジリジリとした足裏の症状が引き起こされているのです。ですから、足裏の症状を解消させるには、**脊柱管のスペースを広げて神経圧迫を和らげること**を第一に考えなくてはなりません。

●すぐに症状を軽減させたいときの方法は？

では、脊柱管のスペースを効率的に広げるにはどうすればいいのか。そのために、習慣にしていただきたいのが『ねこ体操』。これは、正座をした姿勢から上体を前へ深く倒していき、ねこのように体を丸めていくエクササイズです。

そもそも**脊柱管狭窄症は、体を反らすと痛みが増し、体を丸めると痛みが和らぐ**という特徴があります。痛みが和らぐのは、体を丸めたほうが脊柱管が広がりやすいから。このため、普段から『ねこ体操』で腰を大きく丸めるようにしていれば、脊柱管スペースが広がり痛みが軽減されるのです。継続していけば、足の裏の症状を解消させるのにも大いに効果を発揮するはずです。ぜひ朝晩行なって習慣づけていくといいでしょう。

もっとも、この『ねこ体操』は、床に寝そべる必要がありますので、日中の外出時、足の裏の症状が出てきたときに、その場で行なうわけにはいきません。外出先などで「いますぐこの足裏の症状をどうにかしたい」という場合には『テニスボール踏み』を行なうのがおすすめです。

こちらは、読んで字のごとく、1個の硬式テニスボールを用意しておいて、症状が出たときに足の裏で踏みつけるエクササイズ。靴を脱ぎ、地面や床にボールを置き、何かにつかまりながら足裏でボールを踏みつけてください。踏む力に強弱をつけながらボールをごろごろさせて、足の裏をまんべんなくマッサージするといいでしょう。これを行なうと、マッサージの刺激によって神経の緊張がほぐれてくるので、出先でもわずらわしい症状を軽減させることができるはずです。

ココがポイント!

足の裏の症状には『ねこ体操』を習慣づけるのが有効。

⬇117ページへ

外出先では『テニスボール踏み』を行なって症状撃退!

⬇123ページへ

ケース⑩

夜、腰が痛くて横向きじゃないと寝られないのですが……。

「腰痛が悪化してくると、夜、仰向けで寝ることができません。仰向けだと痛みがひどく、横を向いた姿勢でないと眠れないのです。整形外科を受診したところ、脊柱管狭窄症という診断。医師から『体を丸めたほうがいい』というアドバイスをもらったので、夜も横を向いて体を丸めて寝るようにしています。ところが、このところ、前よりも症状が悪化してきたような気がするのです……。いったいどうしたらいいのでしょう」（65歳・自営業）

判定 **混合タイプの脊柱管狭窄症** ヘルニア5：狭窄症5

最初に言っておくと「体を丸めて寝たほうがいい」という医師のアドバイスは正しくありません。椎間板ヘルニアにしても脊柱管狭窄症にしても、**腰痛を防ぐには仰向け姿勢で寝るのを基本にするのが正しい**のです。

多少痛くても、腰のためには仰向けでまっすぐ寝るほうがいい。この方のように、体を丸めて横向きで寝ていると、かえって状態を悪くしてしまう場合もあるのです。とりわけ椎間板ヘルニアがあると、体を丸めた寝方は症状悪化につながりやすくなります。この方の場合も、おそらく脊柱管狭窄症という診断は出ていても、椎間板ヘルニアを合併している混合タイプなのでしょう。だから、横になって体を丸めて寝ているうちに症状をひどくしてしまったのかもしれません。

なぜこの症状が起こるのか

「痛くて仰向けでは寝られません」と訴えている方に、「それでも仰向けで寝てください」というのは酷《こく》なことかもしれません。しかし、長い目で見れば、仰向けで寝るほうが、治りも早いし苦労せずに済むのです。

なぜなら、〝仰向け寝〟は、人間が寝る姿勢の基本形であり、荷重のかかり方がもっとも自然で負担が少ないから。専門的には『ゼロ・ポジション』というのですが、背骨や骨盤はもちろん、体の重みが各関節に正しく無理なくかかるのです。横向き寝になると背骨も曲がるし、骨盤の左右どちらかに体の重みがかかり、どうしてもアンバランスになって関節に負担がかかってしまいます。そこへいくと**仰向け寝は、人体力学の点から言ってもバランスがよく、関節への負担がたいへん少ない**わけです。

つまり、一時的に痛いのを我慢しなくてはならないとしても、「関節に無理のかからない正しい姿勢」で寝るのを習慣づけてしまうほうが、長い目で見ればおすすめなのです。

もちろん、寝ている間中、一晩ずっと仰向けでいなくてはならないわけではありません。寝返りは打っていいですし、むしろ、頻繁に寝返りを打って姿勢を変えるくらいのほうがいいのです。寝返りを打つと腰周りの筋肉を使いますし、体のバランスをよくする整体のような効果も期待できます。

ただ、いろいろ姿勢が変わったとしても、最終的には仰向けという基本形に戻ることが大事。私の患者さんにも、仰向け寝にしたことで脊柱管狭窄症の症状がラクになったという人が数多くいらっしゃいます。ぜひみなさんも仰向けを基本にして寝るようにがんばってみてください。

すぐに症状を軽減させたいときの方法は？

どうしても仰向けになると痛いという場合は、就寝の際にうつ伏せ寝の姿勢からスタートすると、あとから仰向けになったときに比較的ラクになります。たとえば、ふとんに横になる際にまずはうつ伏せになり、枕部分にタオルなどを敷いてひじを立てて、スマホを見たり本を読んだりしてみてはどうでしょう。30分ほどこうしたポーズをとっていると、**腰の筋肉が適度に伸展するため、仰向けになった際に腰に痛みが出にくくなる**のです。

睡眠時の腰痛にお悩みの方は、実践してみるといいでしょう。

ココがポイント！

うつ伏せからスタートすると、仰向け寝がラクになる

⬇116ページへ

ケース⑪

寒いときや天気の悪いときに腰の痛みやしびれが悪化します。

「私は家族から『歩く天気予報』と呼ばれています。それというのも、天気が下り坂になってきたり、気温が下がって寒くなってきたりすると、てきめんに腰の調子が悪くなるから。腰の痛みやしびれの具合で天候や気温の変化を当てられるのです。天候が不安定な季節の変わり目の時期などは、症状がひどくなってたいへんです。これって異常なことなのでしょうか。それとも、腰痛持ちにはよくあることなのでしょうか」(60歳・主婦)

判定 脊柱管狭窄症が影響している腰痛

天候の崩れや変化によって痛みやしびれが増すのは、腰痛持ちにはよくあることです。もっと言えば、この傾向は、首、肩、腰、ひざなどの関節の痛みに苦しんでいる人、全般に見られます。私の治療院の患者さんにも同様の症状を訴える方がたくさんいらっしゃいます。

ですから、この方の場合、椎間板ヘルニアである可能性も脊柱管狭窄症である可能性も両方あります。半々の混合タイプかもしれませんし、他のタイプの腰痛かもしれません。ただ、**強いて言えば、脊柱管狭窄症が出ているタイプのほうが、より天候変化や気温変化の影響を受けやすい傾向**があります。この方の場合も、かなり敏感に変化をキャッチしてしまっているようなので、脊柱管狭窄症の症状が強く出ている可能性があります。

なぜこの症状が起こるのか

予報が当たるくらいに腰痛症状が天候と連動するのは、自律神経が過敏になっているせいです。

よく知られるように、自律神経には緊張モードの交感神経とリラックスモードの副交感神経があります。日頃から痛みやしびれなどの症状に悩まされている人は、たいてい交感神経が過剰《かじょう》に優位になっているもの。そして、**交感神経が過敏になっ**

ていると、気圧や気温などのちょっとした変化をキャッチして血管や神経を収縮させてしまうようになります。ゆえに天候の影響を受けて痛みが増してしまうのです。

また、腰痛の中でもとりわけ脊柱管狭窄症は、血流が滞ると症状が顕著に悪化します。急に寒くなったときや気圧が下がったときは、血管が収縮して血液の巡りがぐっと悪くなるもの。このため、気温や気圧の変化に合わせて、しびれや痛みなどの症状がひどくなりやすいのです。

すぐに症状を軽減させたいときの方法は?

こうした天候や気温の変化による症状悪化を緩和させたい場合、**力を注《そそ》ぐべきは「体を温めて血流をよくする」「副交感神経を刺激して体をリラックスさせる」のふたつ**です。

そして、このふたつを両方とも解決してくれるのが入浴です。お風呂でゆっくり湯船に浸かれば、体が温まるのはもちろん、自律神経がリラックスモードの副交感神経優位になり、心も体も緊張を解きほぐすことができます。お風呂のお湯は39

度くらいのちょっとぬるめがおすすめ。腰の調子が悪いときは、1日に2度入浴してもいいと思います。のぼせや湯冷めに気をつけながら、うまくお風呂を活用して症状緩和に役立てていってください。

それと、普段の習慣としては、ウォーキングを行なうといいでしょう。ウォーキングを行なうと、自律神経のバランスが整えられますし、足腰はもちろん全身の血液の巡りがよくなります。この際、短時間でも構わないので、できるだけ正しい姿勢で歩くように心がけてください。

とにかく、大もとの原因となる腰痛を解消させれば、〝症状の天気予報〟も外れるようになっていくはず。ぜひ腰痛を治して、いい意味で〝天候変化に鈍感な体〟に変えていくようにしましょう。

ココがポイント!

お風呂やウォーキングで体を温め、自律神経を落ち着かせよう

⬇124&146ページへ

ケース⑫

体を丸めても、反らしても、両方とも痛いのですが……。

「かねてから腰の調子はよくなかったのですが、半年ほど前からかなりの腰痛症状に悩まされるようになりました。医者にもかかりましたが、どうも納得がいきません。それというのも、医師によって診断が違うのです。最初に行った病院では椎間板ヘルニアと言われ、次に行った病院では脊柱管狭窄症と言われました。症状はというと、体を丸めても、反らしても両方とも痛い……。いまは痛み止めを飲んでごまかしていますが、この先、どう治療していくのが正しいのでしょう」（60歳・会社役員）

判定 **混合タイプの脊柱管狭窄症** ヘルニア5：狭窄症5

私の治療院にいらっしゃる腰痛の患者さんにも、何軒か医療機関を回ってきて、そのたびごとに違う診断を下されたという方がけっこういらっしゃいます。この方と同じように、ある病院ではヘルニアと言われ、ある病院では狭窄症と言われたというわけですね。

ただ、そういう患者さんのほとんどは、ヘルニアと狭窄症の混合タイプ。この方と同様、混合タイプの人には「体を丸めても、反らしても、両方とも痛む」という症状を訴える方が少なくありません。すでに**『椎間板ヘルニア』『脊柱管狭窄症』といった診断を下されている人の中にも、「じつは混合タイプだった」というケースはたいへん多い**ものなのです。

●なぜこの症状が起こるのか

私は、腰椎部のトラブルは〝前のほう〟から〝後ろのほう〟へと進んでいく傾向があると見ています。〝前のほうのトラブル〟は椎間板組織の疲弊《ひへい》であり、椎間板ヘルニアが代表選手。〝後ろのほうのトラブル〟は棘突起近くの脊柱管の疲弊であり、脊柱管狭窄症が代表選手です。そして、前のほうにトラブルがあると、後ろのほうのトラブルも進みやすくなる。つまり、椎間板ヘルニアなどが原因で**腰椎が構**

造的にもろくなって、徐々に地盤沈下を起こすかのように前から後ろへとトラブルが連鎖していくのです。

ですから、私に言わせれば『ヘルニアと狭窄症の混合タイプ』が多いのは当然のこと。椎間板ヘルニアと脊柱管狭窄症というふたつの腰痛は、それぞれ別個のものではなく、〝セットの腰痛〟として考えたほうがいいのかもしれません。

すぐに症状を軽減させたいときの方法は？

「体を丸めても、反らしても両方痛い」という混合タイプの人は、腰椎の柔軟性を高めて動きをよくすることが必要です。Ｐａｒｔ２で説明していきますが、それにはまずは**骨盤の仙腸関節の動きを回復させて、腰椎にかかっている負担を軽くすることが**大切。それだけで痛みが解消するという人も少なくありません。

それと、混合タイプの人は、『オットセイ体操』『ねこ体操』の両方を習慣づけていくことをおすすめします。たとえば、「体を丸めると痛い」のが7割、「体を反ると痛い」のが3割という人は、『オットセイ体操』と『ねこ体操』を7：3の割合で、というように、自分の痛み方の割合に合わせてそれぞれの体操を行なっていくのです。

丸めても反っても痛いわけですから、最初はこれらの体操を行なうときに痛みが伴うと思います。しかし、それでも我慢して、腰椎を動かしていくほうがいいのです。『オットセイ体操』にはヘルニアを引っ込める作用が期待できますし、『ねこ体操』には、脊柱管のスペースを広げる作用が期待できます。継続していけば、次第に腰椎の動きがよくなって、神経圧迫などのトラブルが軽減していくはずです。続けていけば、着実に痛み方が変化して、いい方向へ向かっていくでしょう。ぜひ、**「痛いから動かさない」という発想ではなく、「動かして痛みを治す」という発想**で取り組んでいってください。

ココがポイント!

混合タイプの人は『オットセイ体操』と『ねこ体操』の両方を習慣づける

⬇116&117ページへ

ケース⑬

股関節のだるさや違和感がなかなか取れないのですが……。

「最近、足の付け根の股関節《こかんせつ》にピリッとした痛みを感じることがあります。それに、お尻の横側になんとも言えないだるさや違和感があって、なかなか取れません……。友人からは『腰痛じゃないの？』と言われたのですが、どちらかというと、足の付け根全体がだるくていたたまれない感じなのです。歩いたり家事をしたりするのには何の問題もないし、そんなに困るような症状ではないのですが、どうも気になります。一度、整形外科で診てもらうべきでしょうか」（50歳・主婦）

判定 椎間板ヘルニア、もしくは変形性股関節症

股関節に痛みやだるさがあるということですが、脊柱管狭窄症ではこうした症状はほとんど現われません。一方、椎間板ヘルニアの場合は、お尻の横側から太ももにかけての梨状筋という筋肉にだるさや痛みを感じることがあります。この方の場

合も、椎間板ヘルニアの影響による症状の可能性はあると思います。

ただし、股関節にピリッとした痛みが出ているところを見ると、変形性股関節症の初期症状が現われている可能性もあります。変形性股関節症があるかどうかは、自分でチェックすることもできます。イスに座った姿勢や仰向けに寝そべった姿勢で、片足のひざ小僧を反対側の胸にくっつくぐらいに近づけてみてください。左足であれば右側の胸に近づけ、右足であれば左側の胸に近づけるのです。これをやってみて股関節に痛みが走るようなら、変形性股関節症の可能性がかなり高いと見ていいでしょう。

もっとも、このチェック法はあくまで目安です。症状が続くようでしたら、**変形性股関節症は放置して進行させてしまうと歩行障害などにもつながる疾患**ですので、やはり一度整形外科を訪ねて医師に診断を仰ぐことをおすすめします。

なぜこの症状が起こるのか

股関節は骨盤と大腿骨《だいたいこつ》とをつなぐジョイント部分。変形性股関節症は、この**ジョ**

イント部分が狭くなったことにより骨同士が引っかかり、違和感や痛みなどの症状を引き起こす疾患です。

症状が出るのは、鼠蹊部《そけいぶ》、お尻の下側、お尻の横側などで、ほとんどの場合左右片側一方に現われます。患者さんの9割は女性です。最初のうちは、だるさや違和感、たまにピリッとした痛みを覚える程度ですが、症状が進むと、体重をかけたときや歩き始めのときに痛むようになり、やがて常時痛むようになって、痛むほうの足を引きずるようになっていきます。最終的に、杖《つえ》をつかないと歩けなくなることも少なくありません。

●すぐに症状を軽減させたいときの方法は？

変形性股関節症のわずらわしい症状を緩和させるには、とにかく**関節内で骨同士が接触しないように股関節のスペースを広げること**が重要です。スペースを広げる方法はいくつかあるのですが、ここでは『股関節テニスボール矯正』をご紹介しましょう。

くわしいやり方はＰａｒｔ３でご説明しますが、この矯正では「４つのテニスボールをテープでつなげたもの」を股《また》の間に挟み、ひざや足首をひもで縛《しば》って、股を閉じるようにももの内側へ力を加えていきます。これを行なうと、挟んだボールによって大腿骨を横へ引っ張るような圧力が加わるため、効果的に股関節スペースを広げていくことができるのです。

日々この矯正を行なっていれば、だんだんだるさや痛みなどの股関節の症状がとれてくるはずです。私の患者さんにも、この方法を行なって症状を軽減させた方が数多くいらっしゃいます。ぜひ、変形性股関節症の症状にお悩みの方は実践してみてください。

ココがポイント！

股関節の症状は『股関節テニスボール矯正』で撃退！

⬇１１４ページへ

Column 1

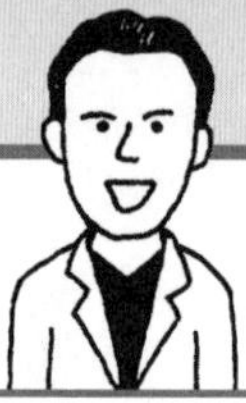

腰が痛いとき、カイロを貼るべき場所は？

「腰が痛いときに、湿布やカイロをどこに貼ったらいいのでしょうか」――これは、私がよく患者さんから受ける質問のひとつです。

まず、何を貼るかですが、ぎっくり腰などの急性腰痛で患部が熱を持っている場合は冷湿布、その他の慢性腰痛の場合は温湿布を貼るのが基本です。ただ、温湿布は意外に温め効果が小さいので、私は市販の使い捨てカイロを使用するのをおすすめしています。

カイロを貼る場所は、最優先に貼っていただきたいのが骨盤の仙腸関節部分（位置の探し方は106ページ参照）。また、お尻や太ももにも症状がある場合はお尻の横側、坐骨神経痛で足にしびれ症状がある場合は、ひざ下の外側にもカイロを貼ることをおすすめします。

これら3か所は、どれも腰椎から足先へ向かう神経が集中している部分。カイロで温めれば神経の緊張が和らいで、症状をかなりラクにできるはずです。脊柱管狭窄症は冷えるとてきめんに悪化する腰痛です。ぜひ、かしこくカイロを使って症状を防いでいきましょう。

腰

仙腸関節部分とお尻の横側に貼る

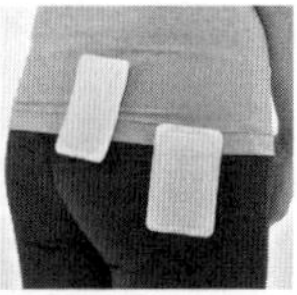

足

ひざ下の外側に貼る

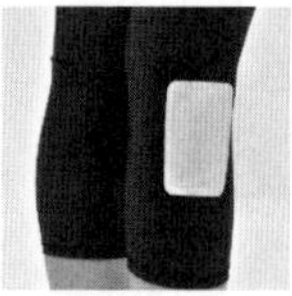

Part

2

これでバッチリ！

タイプ別・脊柱管狭窄症の傾向と対策

あなたの「脊柱管狭窄症のタイプ」を見分けるチェックテスト

ひと口に『脊柱管狭窄症』と言ってもいろいろなケースがあることは、Part 1を読んでおわかりいただけたと思います。では、自分の症状がどのタイプに該当するのか、実際にチェックテストをしてみましょう。

次の質問のうち、自分の症状によく当てはまると思うものがあったら、下部Ⓐ〜Ⓔのチェック欄の数字に○をつけてください。

	Ⓐ	Ⓑ	Ⓒ	Ⓓ	Ⓔ
1 顔を洗うときなど、前かがみになると腰が痛い	3	1			
2 長時間イスに座っていると痛みやしびれがひどくなる	3	1			
3 畳やフローリングで仰向けに寝そべることができない	3	1	1		
4 起床時、ふとんから立ち上がるときにとくに痛い	3	1		1	

5	くしゃみや咳をすると、腰に響くような痛みが走る	3	1			
6	過去に何度かぎっくり腰を繰り返している	3	1			
7	足やお尻のしびれは、朝から晩まで常時ある	3	1			
8	イスから立ち上がるときや動き始めにとくに痛い	3	1			
9	夜寝ているとき、痛みで目が覚めることがある	2	1	1		
10	親兄弟に腰痛持ちの人がいる	2	1			
11	若いときにも腰痛を経験しているが、現在の痛み方はそのときと少し違うと感じている	1	1		1	
12	間欠性跛行がある（しばらく歩くと痛みやしびれで歩けなくなるが、休むと再び歩けるようになる）	1	1	3		
13	足のだるさやしびれなどの症状が姿勢によって変化する	1	1	2		
14	足の裏に「針の山を歩いているような違和感」や「火の上を歩いているような灼熱感」がある		1	3		
15	朝よりも夕方のほうが症状がひどくなる		1	2		
16	天気が崩れそうなときや寒いときに症状がひどくなる	1	1	2	1	1

		A	B	C	D	E
17	若いときから姿勢がよく、腰痛になったこともなかった			5		
18	自転車に乗ったりカートを押していたりすると、症状がラクに感じられる		1	2		
19	よく足がつったりこむら返りを起こしたりする	1	1	2		
20	55歳以上で腰痛になった		1	2		
21	排尿コントロールができず、失禁してしまうことがある		1	2		
22	若い頃、スポーツなどで腰を痛め、腰椎分離症・すべり症と診断された経験がある				5	
23	腰の真ん中の骨（くびれ部分の高さの背骨の中央）を押すとズキンという痛みが走る				5	
24	腰を反らすと、腰の中心部の骨が痛い				5	
25	仕事や家事で疲れがたまったときに症状がひどくなる		1	1	2	
26	女性である				2	3

27	お尻の横側から太ももにかけての筋肉にだるさを感じる	2				3
28	歩くときに、股関節に引っかかるような違和感がある					5
29	足のつけ根に痛みがあり、痛い側の足を少し引きずる					5
30	片方の足のひざ小僧を反対側の胸に近づけると股関節に痛みが走る					5

判定

○がついたⒶ～Ⓔの点数をそれぞれ足していき10点以上になった場合、以下の腰痛の可能性が高くなります。

Ⓐ 椎間板ヘルニアが強いタイプの脊柱管狭窄症

Ⓑ 混合タイプの脊柱管狭窄症（半々～多少狭窄症が強いタイプ）

Ⓒ 純粋な脊柱管狭窄症

Ⓓ 腰椎分離症・すべり症が現われている脊柱管狭窄症

Ⓔ 変形性股関節症

仙腸関節を正常化することが腰痛治療のカギになる

チェックテストの結果はいかがでしたか。

Ⓐ～Ⓔの各タイプの特徴や治し方については、後ほどご説明します。ただ、その前にⒶ～Ⓔの腰痛を引き起こす〝共通原因〟について、ここで述べておくことにしましょう。

私は、腰痛という疾患は、基本的に〝柱〟と〝土台〟とがうまく連携していないために発生すると考えています。

柱は背骨。土台のほうは骨盤。背骨と骨盤は私たちの体を支えている屋台骨です。この柱と土台がスムーズに連携しているからこそ、私たちは重い上半身を支えながらもいろいろな動きをすることができています。

ところが、普段から悪い姿勢をしていたり、同じ姿勢ばかりとっていたりすると、この柱と土台の連携がうまくいかなくなってきます。さらに、柱と土台の連携がぎくしゃくしていると、上半身の荷重をうまくコントロールできず、柱の下のほうが痛んでくるようになる。すなわち、**腰椎付近に大きな負担がかかり、痛みなどのトラブルが現われるようになってくる**わけです。

そして、じつは、こうした〝柱と土台の連携〟に非常に大きな影響を及ぼしている関節があるのです。

それが仙腸関節。骨盤中央の仙骨《せんこつ》と、その両脇の腸骨《ちょうこつ》とをつないでいる縦に細長い関節です。

仙腸関節は前後左右に数ミリほど動き、この可動幅が体の重みや外部からの衝撃を受け止めるクッションの役割を果たしています。だから、**仙腸関節が正常に動いていれば、体にかかってくる荷重をうまく逃がして和らげることができる**のです。このクッション機能が働いているのといないのとでは、体にかかる負担はまるで違ってきます。柱（背骨）と土台（骨盤）の連携も、この仙腸関節の動きによってスムーズに保たれていると言っていいでしょう。

しかし、仙腸関節はたいへん機能を落としやすい関節なのです。悪い姿勢を続けていたり、座ってばかりいたり、尻もちをついたりすると、わりと簡単に骨と骨が引っかかって関節可動域を狭めてしまいます。なかには、『ロッキング』といって、まるでカギでもかけられたかのように動かなくなってしまう場合もあり、こうした状態になると、荷重を受け止めるクッション機能が著しく低下して、体に大きな負担をかけることになってしまうわけです。

そして、仙腸関節のクッション機能低下の影響を体の中でいちばん受けるのが腰椎なのです。もともと**腰椎は〝柱（背骨）〟の動きの要《かなめ》、仙腸関節は〝土台（骨盤）〟の動きの要であり、両者1セットで体の荷重負担をコントロールしている**ようなもの。それが仙腸関節の働きが落ちることで、腰椎が〝ひとり〟で負担を背負わなくてはならなくなり、しわ寄せを一手に引き受けるハメになるのです。

本来〝ふたり〟でやるべき仕事を〝ひとり〟で背負い続けていれば、当然、疲弊してしまいます。腰椎は日々重すぎる負担に苦しみ、年月とともに椎間板などの関節組織に異常が見られるようになって、やがて腰痛という悲鳴を訴えるようになっ

骨盤の構造と仙腸関節の位置

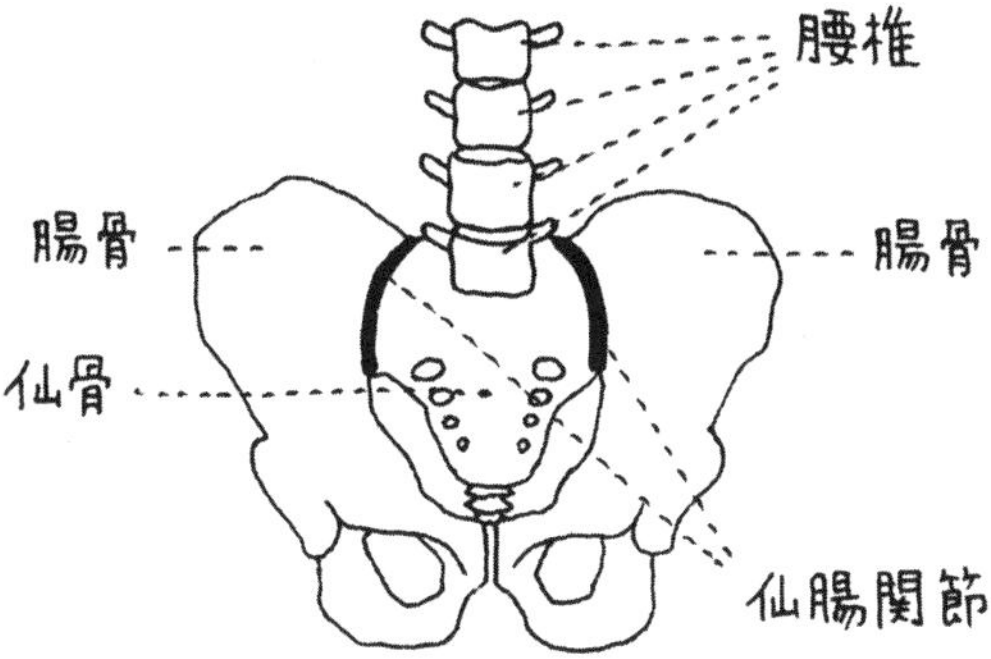

ていくというわけです。

私は、ほとんどすべての腰痛にはこうした仙腸関節の機能異常が関係していると考えています。もちろん椎間板ヘルニアにも、脊柱管狭窄症にも、仙腸関節は多大な影響をもたらしています。

だから、カギとなるのは仙腸関節。椎間板ヘルニアにしても脊柱管狭窄症にしても、**腰痛を治すには、仙腸関節のクッション機能を正常化して、腰椎を過重な負担から解放すること**が必要不可欠。仙腸関節の機能を戻して、柱と土台の連携性をスムーズに回復させていくことは腰痛治療の要だと言えるでしょう。

『仙腸関節テニスボール矯正』がいちばんの基本

私は、日々治療院にいらっしゃる患者さん方に対して『関節包内矯正《かんせつほうないきょうせい》』という治療を行なっています。

これは、簡単に言えば、手技によって関節をゆるめ、可動域を広げていく治療法。腰痛の場合は、仙腸関節に関節包内矯正を行なって、関節可動域を広げていくことになります。そして、この治療を継続することによって、非常に多くの方々が腰痛から解放されているのです。

もちろん、脊柱管狭窄症の患者さんも、椎間板ヘルニアの患者さんも、長年の痛みと縁を切ることに成功されています。関節包内矯正によって症状が消えるのは、仙腸関節の機能が正常化することによって、腰椎にかかっていたプレッシャーが大幅に軽減するから。さらに、**腰椎に過剰にかかっていた負担がなくなると、ヘルニアも自然に引っ込みますし、脊柱管のスペースも広がりやすくなる**のです。つまり、仙腸関節が回復することで柱と土台が連携してスムーズに動くようになり、痛みが出現しなくなっていくわけですね。

なお、この関節包内矯正による仙腸関節治療は、セルフケアでも行なうことが可能です。それが次のPart3でご紹介する『仙腸関節テニスボール矯正』（106ページ参照）。テニスボールで仙腸関節を刺激することによって、関節可動域を広げていくメソッドです。

この後、脊柱管狭窄症のセルフケアでの治し方をⒶ～Ⓔのタイプごとにご紹介していくわけですが、どのタイプを治していくにも『仙腸関節テニスボール矯正』は必須のメニューです。他にもそれぞれのタイプに合わせたさまざまな解消メニューをご紹介していきますが、**『仙腸関節テニスボール矯正』は、どのタイプにも共通するいちばんの基本メニュー**だと思ってください。

それでは、こうした点を踏まえたうえで、Ⓐ～Ⓔのタイプごとの特徴や治し方を見ていくことにしましょう。

Aタイプ 椎間板ヘルニアが強いタイプの脊柱管狭窄症

●特徴・傾向

先にも述べたように、『脊柱管狭窄症』という診断を受けていても、じつは椎間板ヘルニアの症状のほうが強く出ているという人はとてもたくさんいらっしゃいます。実際、私の治療院を訪ねてくる『脊柱管狭窄症』の患者さんの約70%はこのタイプで占められています。

チェックテストでご確認いただいたように、「前かがみになると腰が痛い」「くしゃみをすると腰に響くような痛みが走る」「ぎっくり腰を繰り返している」「朝や起床時に痛い」「長い時間座っていられない」といった症状は、椎間板ヘルニアの患者さんがよく訴える症状。こういった症状が強く出ているのであれば、**たとえ整形外科で脊柱管狭窄症という診断が出ていたのだとしても、〝敵〟は椎間板ヘルニアだと思って、ヘルニア治療に狙いを定めるほうがいい**のです。

このタイプの方の〝腰痛ストーリー〟をさかのぼると、若い頃に姿勢が悪かった方が少なくありません。また、仕事で前かがみの姿勢をしょっちゅうとっていた方や長時間座って仕事をしていた方も目立ちます。つまり、こうした要因により、腰椎の椎間板が早い段階から疲弊し始めていたのです。

こういった**〝椎間板を疲弊させる習慣〟を続けていると、だんだん椎間板がプレッシャーに耐え切れなくなって、椎間板症や椎間板ヘルニアを発症する**ようになっていきます。さらに、腰椎に疲れがたまるたびにぎっくり腰を起こしたりもするようになります。

たぶん、みなさんの中にもこういった〝腰への不安〟を抱えながら長い年月を送ってきた方々は多いはず。なかには、腰の症状とだましだましつき合ってきたという方もいらっしゃるでしょうし、椎間板ヘルニアの診断を受け、整形外科や治療院などで治療を重ねてきたという方もいらっしゃることでしょう。

いずれにしても、**腰に椎間板ヘルニアの兆候がある人や、すでに椎間板ヘルニア**

に悩まされている人は、脊柱管狭窄症が進行するのも早くなります。脊柱管の狭窄はだいたい50代後半くらいからじわじわと進み始めるのが普通なのですが、それよりも早く進行する人が少なくありません。そして、脊柱管が狭窄し始めると、それにつられるように椎間板ヘルニアの症状が以前より悪化することが多いのです。

このため、痛みやしびれがひどくなって整形外科を訪ねてみると、画像検査で脊柱管の狭窄が始まっているのを指摘され（椎間板ヘルニアの症状が出ているのにもかかわらず）、『脊柱管狭窄症』と診断されるケースが多くなるというわけです。

治し方のコツ

このⒶタイプの方は、とにかく椎間板ヘルニアの症状を解消させることをおすすめします。私の患者さんにもヘルニアに重点を置いて治療を進めたことで治った方が数えきれないほどいらっしゃいます。

セルフケアで椎間板ヘルニアの症状を解消させるには、『仙腸関節テニスボール矯正』を朝晩の習慣にするのがたいへん有効です。日々このメソッドを行なうと、仙腸関節の動きがよくなり、腰椎の椎間板にかかっていた荷重負担のプレッシャーが着実に軽減していきます。

すると、椎間板がプレッシャーから解放されていくにつれ、ヘルニアが引っ込んでいきます。ヘルニアが引っ込んで神経から離れれば、痛みやしびれは自然に消失するのです。このタイプの方はもともと「椎間板ヘルニアから来る症状」がほとんどなわけですから、**ヘルニアの問題が解決すれば、腰の症状に悩まされなくなっていく**はずです。

なお、Ⓐタイプの方がセルフケア治療をより効率的に進めるには、『仙腸関節テニスボール矯正』に加えて、Ｐａｒｔ３で紹介する次のメニューを組み合わせていくといいでしょう。ぜひ、日々取り組んで症状を解消させていってください。

毎日行ないたいメニュー➡『オットセイ体操』『仙腸関節ストレッチ』
坐骨神経痛もある場合➡『テニスボールごろごろマッサージ』『足L字ストレッチ』

Bタイプ 混合タイプの脊柱管狭窄症（半々〜多少狭窄症が強いタイプ）

●特徴・傾向

Ⓑタイプは『ヘルニア』と『狭窄症』の症状の割合がだいたい半々くらいか、ちょっと『狭窄症』の症状が強めに出ているという混合タイプ。私の治療院にいらっしゃる脊柱管狭窄症の患者さんでは、だいたい25％くらいの人がこのタイプに該当します。

このタイプの患者さんは「椎間板ヘルニアに特徴的な症状」も「脊柱管狭窄症に特徴的な症状」も両方とも訴えられます。たとえば、ヘルニアは前かがみになると痛く、狭窄症は体を反らせると痛いものなのですが、混合タイプの人は前かがみになっても体を反らせても両方とも痛みを訴えます。また、ヘルニアは朝に痛みが増し、狭窄症は夕方に痛みが増すものなのですが、混合タイプだと朝も夕方も両方とも痛みを訴えることになります。

さらに、坐骨神経痛が伴っている場合、ヘルニアはじっとしていても症状があり、とくに長く座っていると痛みが増す傾向があります。一方、狭窄症ではじっとしていたり座っていたりするときは痛みがなく、立ったり歩いたりすると痛みが増す傾向があります。これが混合タイプだと、座っていても立っても歩いても痛いということになります。こういった点から、**混合タイプは多くの苦痛をもたらす厄介な腰痛**だとされているのです。

ただ、もともとふたつの腰痛を併《あわ》せ持っていたわけではありません。このタイプの方々は、ほとんどの人が若い頃に椎間板ヘルニアを抱えていて、長年だましだまし症状とつき合っているうちに脊柱管狭窄症を進行させてしまったというパターンを辿っています。つまり、**ヘルニアをちゃんと治していなかったために、数十年後により厄介な腰痛に悩まされるハメに陥ってしまった**わけです。

治し方のコツ

この混合タイプの方も、セルフケアの基本は『仙腸関節テニスボール矯正』となります。椎間板ヘルニアも脊柱管狭窄症も、仙腸関節をゆるめて腰椎にかかっている負担を解消させなければ回復は望めません。まずは、朝晩のテニスボール矯正を習慣づけて、基本を徹底していくようにしてください。

そして、そのうえで**自分の「ヘルニア：狭窄症」の症状の比率に合わせてプラスアルファのケアをしていくといい**のです。自分の「ヘルニア：狭窄症」の症状の比率が5：5なのか、それとも4：6や3：7で狭窄症の症状が強めに出ているのかは、先ほどのチェックテストで自分の症状のパターンを調べれば、だいたいつかめるはず。その比率に合わせて体操などのケアを行なっていきましょう。

とくに重点的にやっていただきたいのは『オットセイ体操』と『ねこ体操』。基本的に『オットセイ体操』はヘルニアの人向きの解消メニューであり、『ねこ体操』は狭窄症の人向きの解消メニューなのですが、混合タイプの人は自分の症状比率に合わせてこれらの体操を行なうのがおすすめ。たとえば、「ヘルニア：狭窄症」が5：5の人は、「オットセイ体操5：ねこ体操5」の比率で行なうようにし、「ヘルニア：狭窄症」が4：6の人は、「オットセイ体操4：ねこ体操6」の比率で行なうようにするわけです。

ただし、私のこれまでの治療経験からすると、若干『オットセイ体操』を多めに行なうほうが、全体の治りが早くなると思います。混合タイプの人の場合、通常、**最初にヘルニアの症状が解消に向かい、その後に少しずつ狭窄症のほうの症状もよくなっていくというプロセス**を辿ります。それに、ヘルニアの症状がとれてしまうと、全体の症状もかなりラクになることが多いのです。ですから、狭窄症の症状が強めに出ている人も、「まずはヘルニアから治していく」というつもりで、『オットセイ体操』に力を入れていくといいでしょう。

ぜひみなさん、自分の症状の比率をよく見極めつつ、これらのセルフケアを日々続けることで混合タイプの腰痛を解消させていってください。

毎日行ないたいメニュー ➡『オットセイ体操&ねこ体操』
坐骨神経痛もある場合 ➡ 症状に合わせて『テニスボールごろごろマッサージ』『足L字ストレッチ』『靴ひも&背伸びストレッチ』『腓骨頭マッサージ』など

Cタイプ　純粋な脊柱管狭窄症

●特徴・傾向

ヘルニアの影響のまったくない『純粋な脊柱管狭窄症タイプ』の方は、私の治療院にいらっしゃる方の中ではわずか5%ほど。脊柱管狭窄症という診断を受けた方が100人いれば、5人いるかいないかだと思います。

このタイプの方は、「間欠性跛行がある」「足の裏に針山の上を歩いているような違和感や灼熱感がある」「夕方に症状が増す」「腰を反ると痛みが増し、腰を丸めるとラクに感じる」といった症状を訴えるのが特徴です。また、ヘルニアの影響のない純粋タイプの人の場合、「若い頃から姿勢がよく、高齢になるまでまったく腰痛の経験がない」というケースが少なくありません。

つまり、**椎間板のほうはずっと健康な状態をキープしてきたものの、加齢によりじわじわと脊柱管の狭窄が進んできて、「歳をとってから狭窄症の症状だけが現わ**

れてきた」というパターン。私の元にいらっしゃる患者さんの中では、このタイプの人は、俳優さんや女優さん、アナウンサーなど、多くの人から注目される職業の方に目立ちます。こういう方々は、普段から姿勢がよく、背筋をピンと正していることが多いもの。脊柱管のスペースは、このように腰を伸ばしていると狭まりやすいため、より症状が進みやすい傾向があるのです。

治し方のコツ

Ⓐタイプ、Ⓑタイプと同様に、このⒸタイプもセルフケアの中心とすべきは『仙腸関節テニスボール矯正』です。

先にも触れたように、骨盤の仙腸関節は脊柱管のスペースにも大きな影響を及ぼしています。すなわち、仙腸関節の動きが悪いと脊柱管スペースが狭くなりやすく、仙腸関節の動きがいいと、脊柱管スペースが広がりやすいのです。ですから、痛みやしびれなどの症状を防ぐには、仙腸関節の機能を正常に戻すことを最優先にしなくてはなりません。ぜひ、テニスボールの矯正を朝晩の習慣にして、仙腸関節の可動域をしっかり保っていってください。

また、『仙腸関節テニスボール矯正』と併せて行なう解消メニューとしては『ねこ体操』をおすすめします。

『純粋な脊柱管狭窄症タイプ』の症状を解消するには、**脊柱管に〝広がりやすいクセ〟をつけることが肝要**です。脊柱管は腰を伸ばしていると狭まりやすく、腰を丸めると広がりやすいもの。そのため、腰を深く丸める『ねこ体操』を習慣づけるのがうってつけなのです。１日に数回『ねこ体操』を行なって「ここまで広げることができるんだ」というくらい脊柱管を広げていると、脊柱管にだんだん広がった状態を保つクセがついてきます。そして、それとともに徐々に痛みが出現しないようになっていくのです。

ただ、腰を丸めるほうがラクだからといって、歩いているときや座っているとき、寝ているときなど、いつも背や腰を丸めた姿勢をとり続けるのは、私はおすすめしません。人間の体は背や腰をまっすぐ伸ばした正しい姿勢をとることによって正しく動くようにできています。いつも腰を丸めていると、脊柱管狭窄症の症状はラクに感じたとしても、中長期的に見ると腰によくありませんし、ひざなどの別の関節のトラブルを起こすことにもつながります。

ですから私は、このタイプの患者さんには、「**症状がひどいときは腰を丸めていてもいいですが、なるべく普段から腰を伸ばした正しい姿勢をとる**ように努力してください」とアドバイスしています。正しい姿勢は体を動かすための基本形。正しい姿勢をとるほうが結果的に治りも早いし、体を長く動かし続けることにつながると心得てください。

なお、『純粋な脊柱管狭窄症タイプ』では、坐骨神経痛の症状が強く現われます。Part1でも紹介したように、間欠性跛行がひどい場合は『靴ひも&背伸びストレッチ』、ひざ下のしびれがひどい場合は『腓骨頭マッサージ』を行なうのがおすすめです。ぜひ、これらのメニューを駆使して症状を撃退していってください。

毎日行ないたいメニュー➡『ねこ体操』
坐骨神経痛もある場合➡『靴ひも&背伸びストレッチ』『腓骨頭マッサージ』

Dタイプ　腰椎分離症・すべり症が現われている脊柱管狭窄症

●特徴・傾向

Ｐａｒｔ１のケース⑥でもご説明したように、腰椎分離症・すべり症は、腰椎の棘突起の疲労骨折が原因の腰痛です。若い頃にスポーツなどで痛めた箇所が、歳をとってから再び痛み出してくるケースもめずらしくありません。

ただ、腰椎分離症・すべり症は疲労骨折を起こしても、必ずしも痛みを発するとは限りません。折れたりずれたりした骨が神経に触れていなければ痛みが出ないこともあり、知らず知らず骨折している場合もあります。そして、若い頃、知らないうちに骨折していた箇所が歳をとってから痛み出すケースもあります。

とにかく、腰椎に分離症・すべり症を抱えていると、脊柱管が狭まりやすく、脊柱管狭窄症も進行しやすくなります。歳をとってから腰椎分離症・すべり症が痛み出し、整形外科へ行ったら脊柱管狭窄症と診断されたというケースもめずらしくありません。過去に**腰椎分離症・すべり症を経験した方は、脊柱管狭窄症に対して早いうちから注意を払うようにすべき**でしょう。

治し方のコツ

このタイプも、セルフケア治療の基本は『仙腸関節テニスボール矯正』となります。仙腸関節をゆるめて腰椎のプレッシャーを解消させることが、症状を緩和させることにつながるのです。

また、腰椎分離症・すべり症も脊柱管狭窄症も、体を後ろへ反らすと痛むタイプの腰痛なので、腰を丸める『ねこ体操』を朝晩の習慣にしていくといいでしょう。さらに、棘突起の骨の分離やずれを治していくには『体ひねり体操』を行なうのがおすすめ。私の患者さんには、これを行なっただけで痛みがストンと落ちるようになくなったという方もいらっしゃいます。

毎日行ないたいメニュー ⬇ 『ねこ体操』『体ひねり体操』

Eタイプ　変形性股関節症

●特徴・傾向

変形性股関節症は、**股関節の軟骨《なんこつ》がすり減って変形してしまい、太もものつけ根やお尻などに痛みなどの症状が現われる疾患**です。中年以降の女性に多く、とりわけ赤ちゃんのときに股関節を脱臼《だっきゅう》した経験がある人に目立ちます。最初は股関節に引っかかるような違和感を覚える程度ですが、症状が進むと、ちょっとした動作でも痛みを感じるようになり、そのうちに痛むほうの足を引きずって歩くようになってしまいます。

なお、変形性股関節症の人は、ほとんどが腰痛にも悩まされています。両方を併発している人の中には、変形性股関節症で足を引きずり気味になっているのを坐骨神経痛の症状と思い込んでいたり、逆に腰痛や坐骨神経痛によって足に症状が出ているのを変形性股関節症の症状と思い込んでいたりする人もいらっしゃいます。ですから、両方を抱えている人は、**自分の症状が何を原因として発生しているのかをよく見極めて対処**していかなくてはなりません。

治し方のコツ

じつは、変形性股関節症には、仙腸関節の動きの良し悪しが大きく影響しています。股関節は体の重みを受け止める荷重関節のひとつであり、仙腸関節のクッション機能が低下すると、股関節が狭まって症状を発しやすくなるのです。

ですから、股関節の症状を解消させていくのにも『仙腸関節テニスボール矯正』を行なうのがおすすめ。つまり、『仙腸関節テニスボール矯正』は股関節痛の人にも腰痛の人にも有効であり、両方を合併している人にも効果を発揮してくれるわけです。また、股関節の症状がひどい人は、『股関節テニスボール矯正』などの股関節を広げるメニューを組み合わせて、日々のケアに励むといいでしょう。

毎日行ないたいメニュー ➡ 『股関節テニスボール矯正』

Column 2

コルセットの効果的なつけ方は？

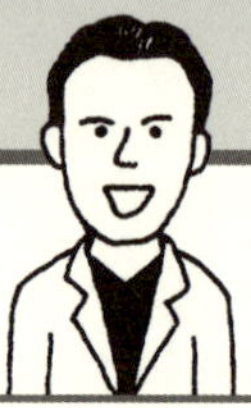

腰痛は、腰椎という〝柱〟と、骨盤という〝土台〟の連携が不安定なために起こるもの。柱と土台がグラついて、さかんに神経を刺激するから痛みなどの症状が発生するのです。

コルセットは、腰を外側から補強し、〝不安定なグラつき〟をなくすことによって痛みを抑えようとする用具。うまく使用すれば、柱と土台を安定させて、びっくりするくらい腰痛症状を軽減させることができます。

一般的なコルセットは、腰のくびれ周りをぐるりと巻くタイプのものです。腰椎という柱が安定するため、もちろんこれだけでも効果はあります。ただ私は、腰痛バンドタイプのものを使用して、お尻の下側を持ち上げるような格好で巻くことをおすすめしています（下の写真参照）。このように巻くと骨盤の土台が下から支えられて、腰椎の動きが安定するのです。つまり、両方を併用すれば、柱も土台も共に安定させることができて完璧になるということ。ぜひみなさん、試してみてください。

腰だけつけたとき

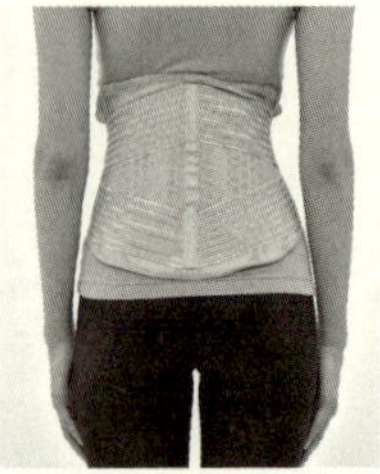

お尻だけつけたとき

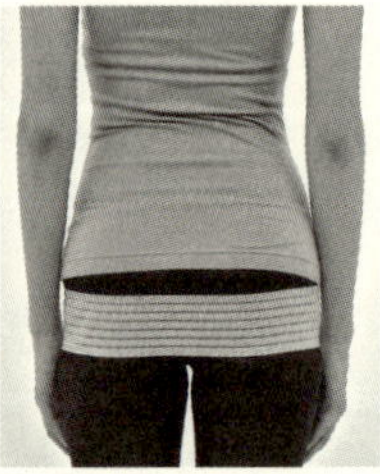

両方つけたとき

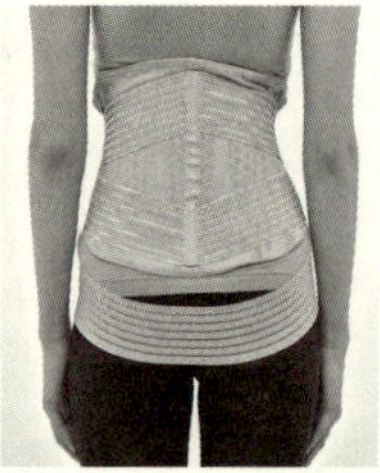

Part

3

脊柱管狭窄症は
セルフケアで
十分治せる!

脊柱管狭窄症を撃退する15のセルフケアメニュー

このＰａｒｔ３では、脊柱管狭窄症の症状を解消させるセルフケアメニューのやり方を解説していきます。

解消メニューは全部で15あります。ここでそのラインナップをざっと見渡しておきましょう。

まず、先にも述べたように、メニュー❶の『仙腸関節テニスボール矯正』はすべてのタイプの腰痛を治すための基本となるメソッドです。このメニューは毎日欠かさず行なうのを決まりにしておいて、あとは自分のタイプに合わせてメニューを組み合わせていきましょう。

たとえば、❷〜❹は、❶と同じくテニスボールを使ったメニューであり、❶と一緒に行なえば、より背骨の柔軟性を高めて〝腰痛防御力〟を引き上げていくことができます。時間がないときなどは❶だけでもかまいませんが、余裕があるときはプラスアルファとして❷〜❹も行なうといいでしょう。

また、❻の『オットセイ体操』と❼の『ねこ体操』は、腰痛予防の基本体操であり、❶の『仙腸関節テニスボール矯正』とセットで行なうことで大きな効果を発揮します。自分のタイプに合わせて、これらの体操もできるだけ行なうことをおすすめします。

さらに、❽❿⓫は、ヘルニアの影響からくる坐骨神経痛の解消にうってつけのメニュー。⓬⓭は狭窄症の影響と考えられる坐骨神経痛の解消に効果を発揮するメニュー。❺は股関節の症状が強く現われている人におすすめのメニューです。❾の『体ひねり体操』は、とくに腰椎分離症・すべり症に適していますが、他のタイプの腰痛にもおすすめなオールマイティ・メニューとなります。

それと、⓮では「正しい歩き方」、⓯では「正しい座り方」を取り上げています。いずれも腰痛を防ぐには絶対に欠かせないメソッドですので、普段からしっかり意識して身につけていってください。

それでは、15の解消メニューのやり方を具体的にご紹介していきましょう。

解消メニュー❶ 腰痛ケアのいちばんの基本

仙腸関節テニスボール矯正

仙腸関節をゆるめることによって骨盤のクッション機能を回復させ、腰椎にかかっていた負担を解消させます。この矯正はすべての腰痛タイプに効果を発揮するセルフケア治療の基本です。

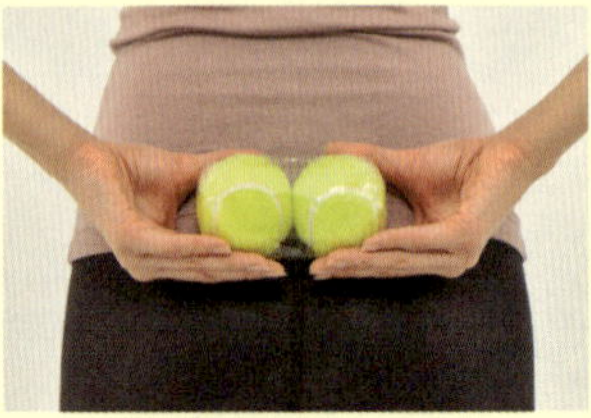

3 1個のボールを外す

尾骨に置いた1個のボールを外せば準備完了。2個のボールの位置をずらさないように気をつけながら横になる。

1回3分まで
1日3回まで

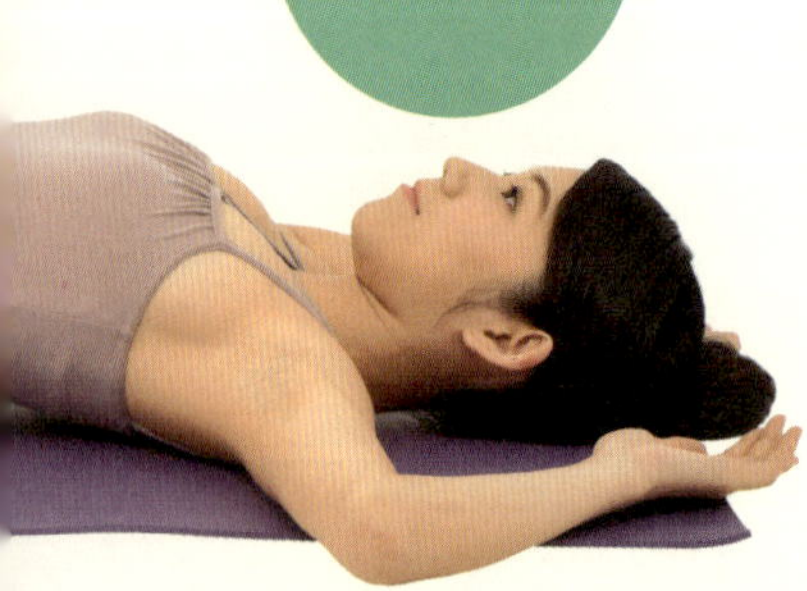

仙腸関節へのボールの当て方

使用するのは、つなげたテニスボール2個。
２個の硬式テニスボールを用意し、ずれないように
ガムテープなどを巻いて固定する。

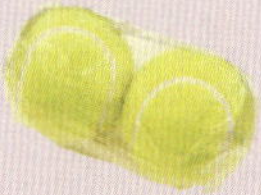

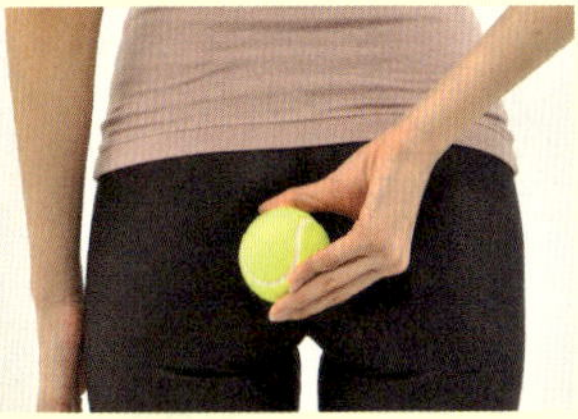

1 尾骨の位置を確認

お尻の割れ目の上の尾骨《びこつ》のでっぱりに（あらかじめ別に用意しておいた）１個のテニスボールを当てる。

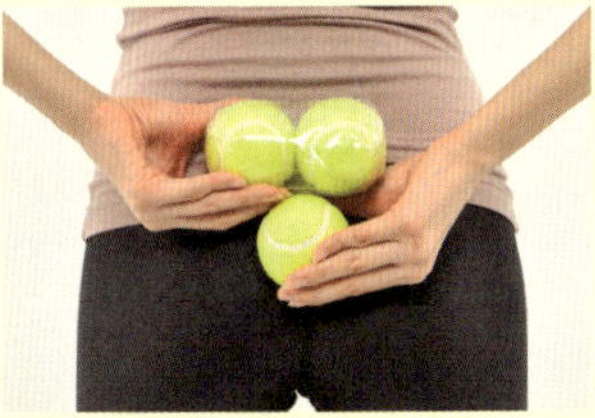

2 2個のテニスボールを当てる

１個のボールの上に「２個つなげたボール」をセットする。ここが仙腸関節の位置となる。

4 ボールを当てたまま硬い床の上に仰向けになる

仙腸関節にボールを当てたまま、フローリングや畳などの硬い床の上に１～３分間寝そべる。枕をするのはＮＧ。ボールの刺激によって仙腸関節の動きがよくなり、腰の症状が解消へ向かう。朝の起床後と夜の就寝前に行なうのを習慣にするといい。

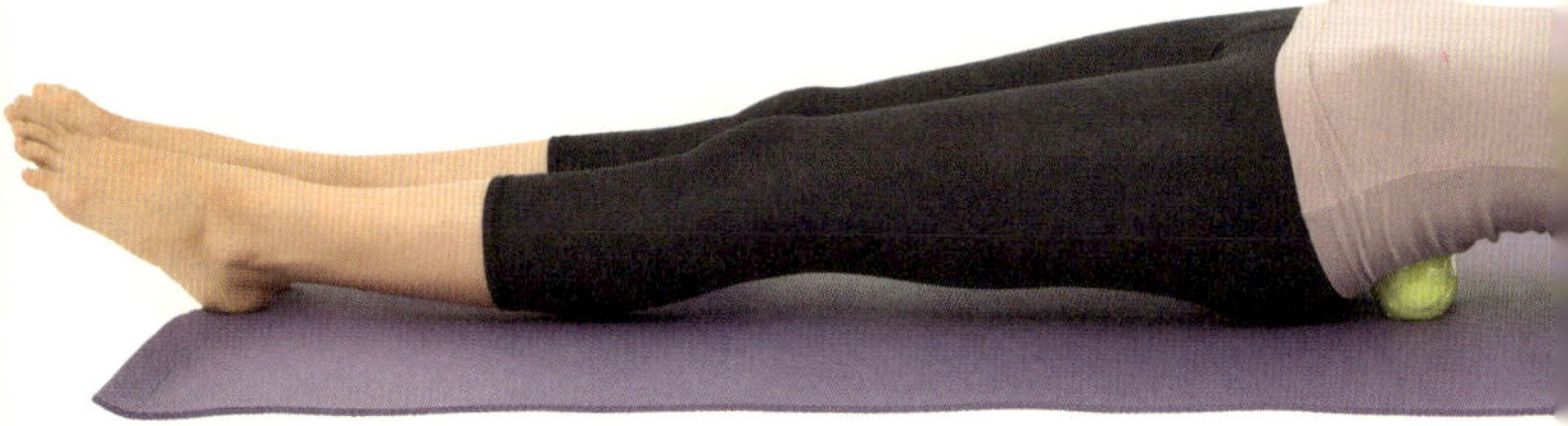

解消メニュー②
背骨の柔軟性を回復させる

胸腰椎移行部のテニスボール矯正

胸椎と腰椎の境目にテニスボールを当てて、背骨の柔軟性を回復させます。「仙腸関節テニスボール矯正」と一緒に行なうのがおすすめです。

1回3分まで
1日3回まで

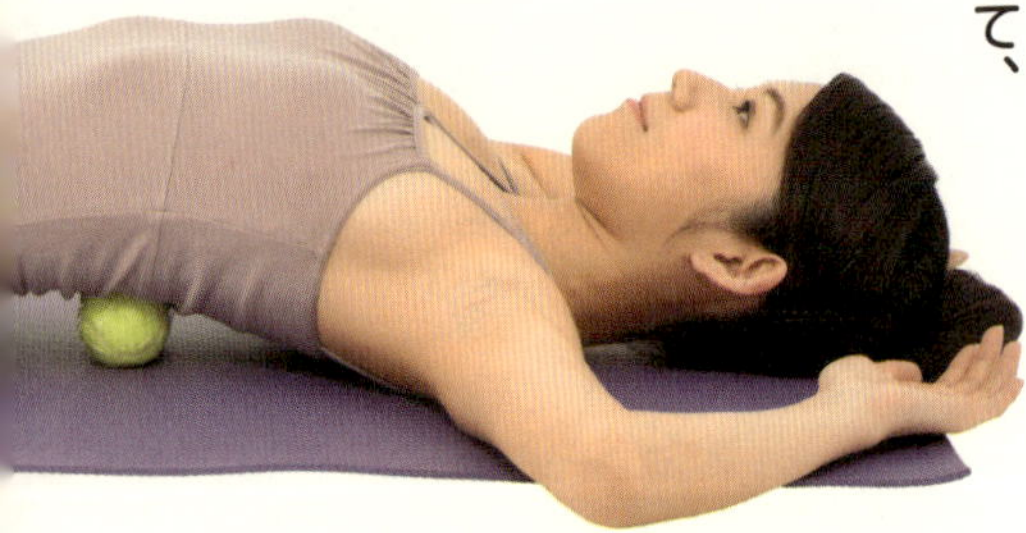

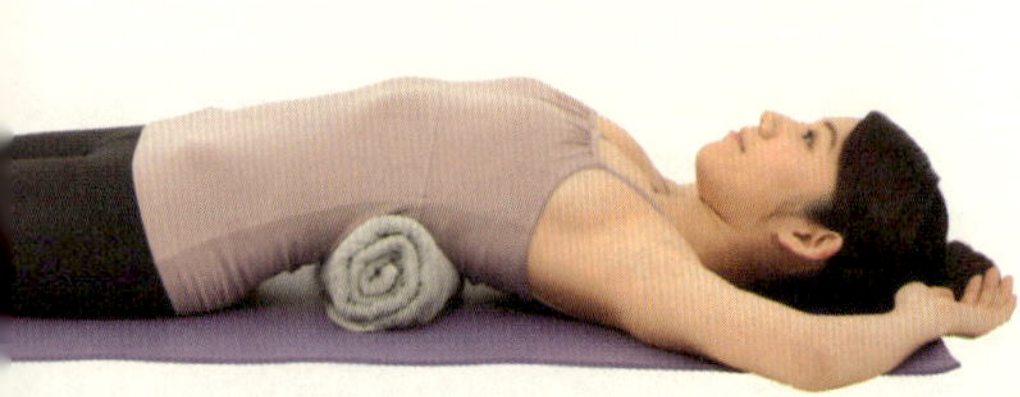

胸腰椎移行部へのボールの当て方

使用するのは、つなげたテニスボール2個。

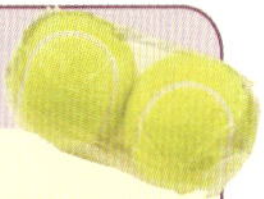

1 背中の中央に2個のボールをセット

胸腰椎移行部は胸椎と腰椎の境目で、ちょうど背中の中央の位置に相当する。ここに2個のテニスボールをセットする。

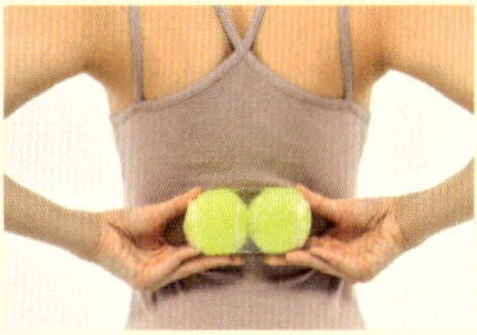

2 ボールを当てたまま硬い床の上に仰向けになる

胸腰椎移行部にボールを当てたまま、フローリングや畳などの硬い床の上に1～3分間寝そべる。枕をするのはNG。ボールの刺激により、背骨や周辺の筋肉がほぐれ、胸椎・腰椎の連携性や柔軟性が高まる。

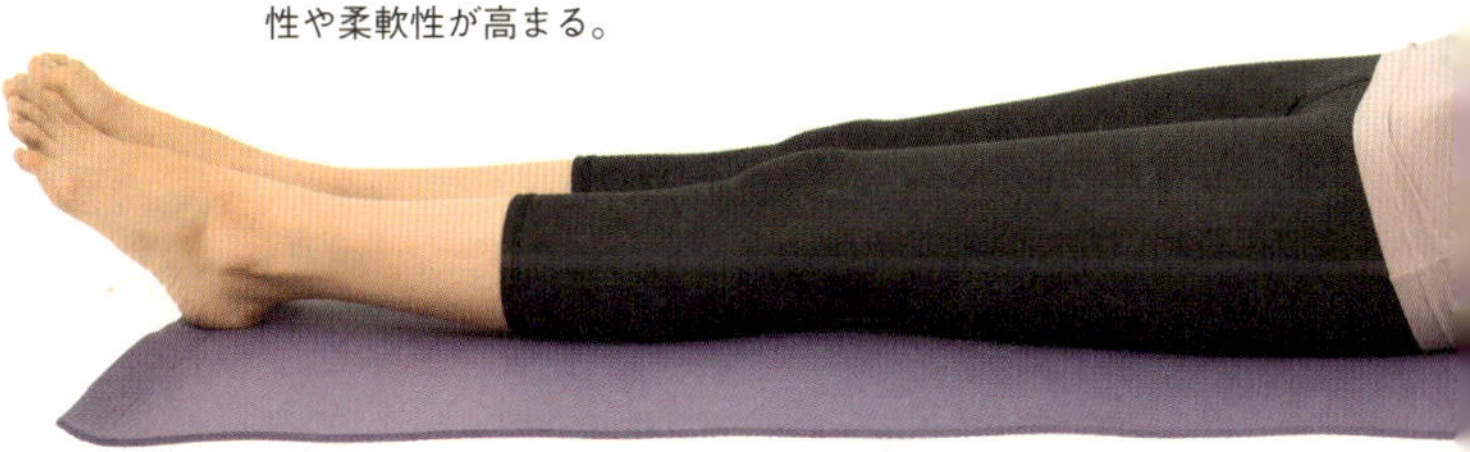

pick up

ボールの代わりにバスタオルを使ってもOK

胸腰椎移行部の矯正にはテニスボールを用いるのが最適。ただし、もしボールが手元にない場合は、バスタオルなどをきつく巻いて使うのでもOK。

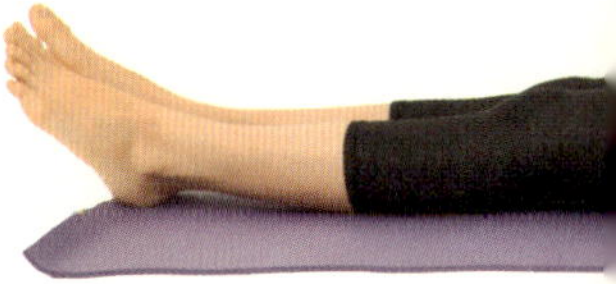

解消メニュー③

肩や背中がこる人にもおすすめ

肩甲骨のテニスボール矯正

肩甲骨中央にテニスボールを当てて、背骨の柔軟性を回復させます。ねこ背の人や肩・背中のこりにお悩みの人にもおすすめ。「仙腸関節テニスボール矯正」と一緒に行ないましょう。

1回3分まで
1日3回まで

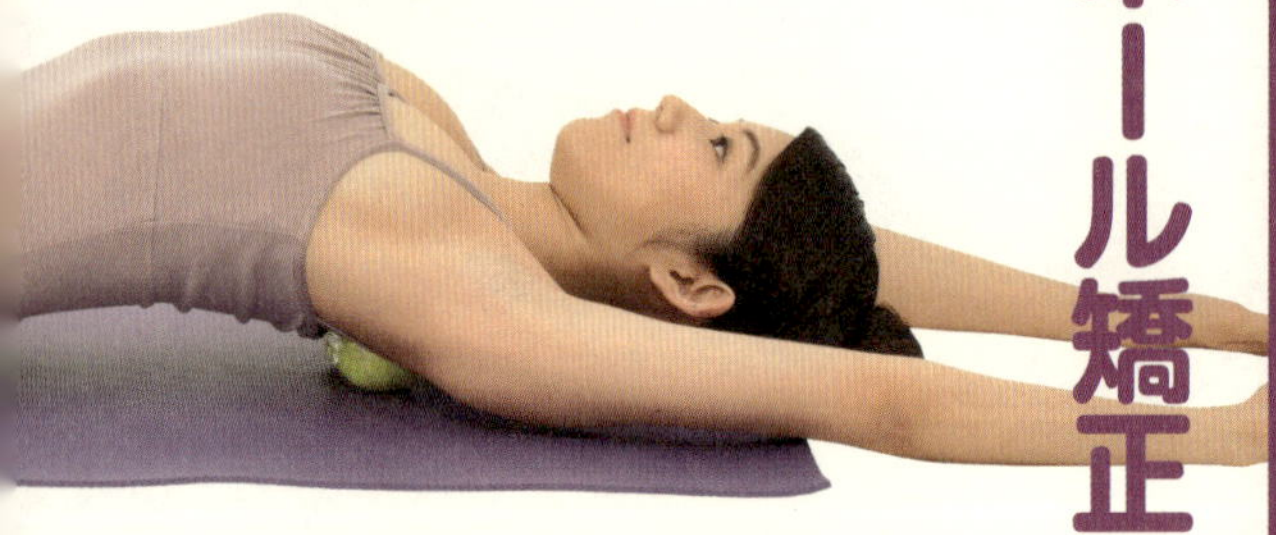

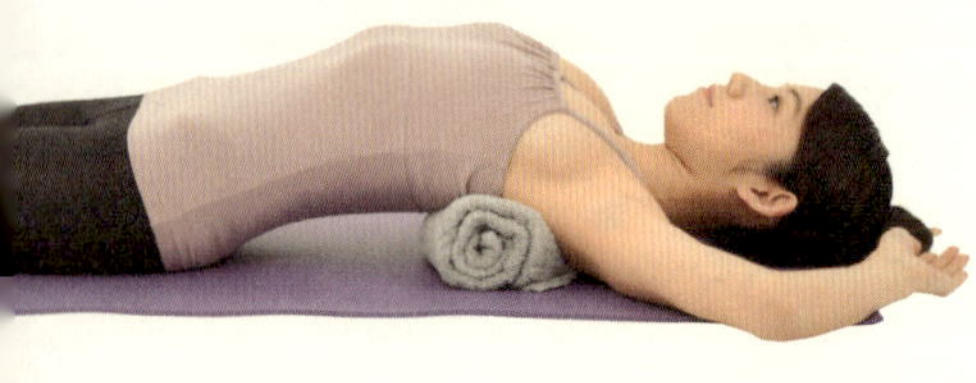

肩甲骨へのボールの当て方

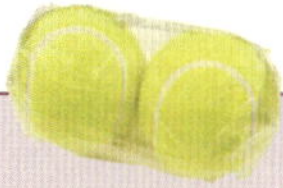

使用するのは、つなげたテニスボール2個。

1 肩甲骨中央にボールをセット

左右の肩甲骨の中央（体正面の乳首の高さ）の位置に２個のテニスボールをセットする。

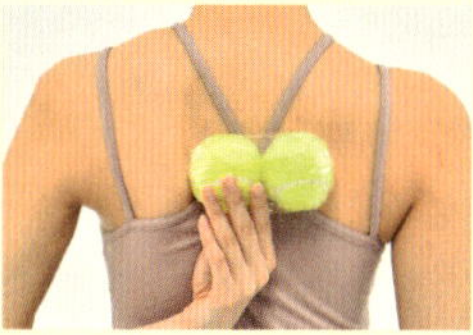

2 ボールを当てたまま硬い床の上に仰向けになる

肩甲骨中央にボールを当てたまま、フローリングや畳などの硬い床の上に１～３分間寝そべる。枕をするのはＮＧ。ボールの刺激により肩甲骨周辺がほぐれ、背骨の柔軟性が高まる。ねこ背の人や肩こりの人はとくに気持ちよく感じるはず。

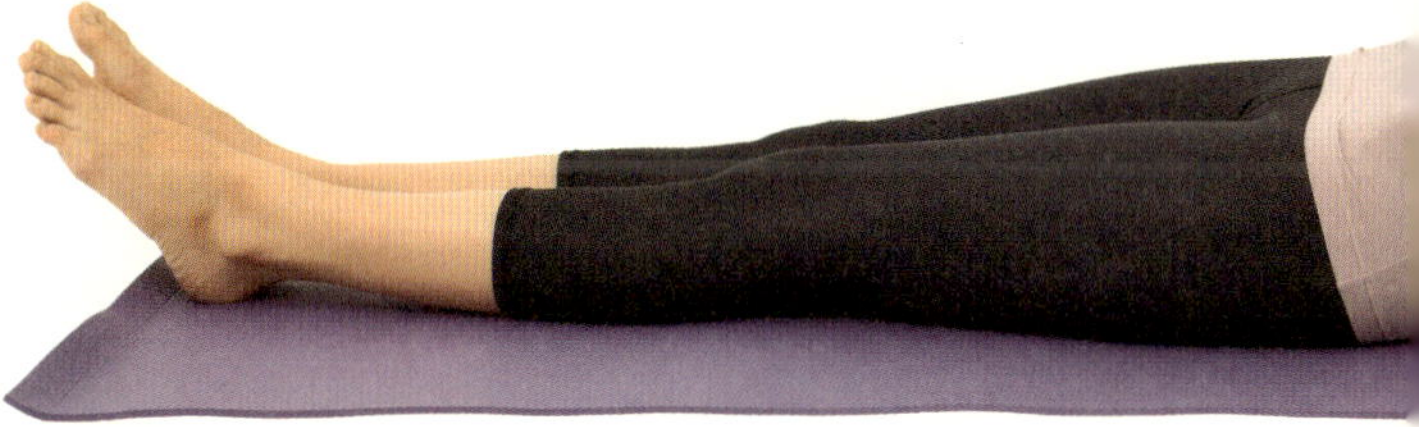

pick up

ボールの代わりにバスタオルを使ってもOK

肩甲骨の矯正にはテニスボールを用いるのが最適。ただし、ボールがない場合は、バスタオルなどをきつく巻いて使うのでもＯＫ。

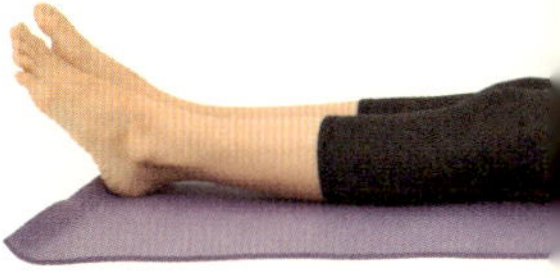

解消メニュー4 首の不調は腰にも影響します

首のテニスボール矯正

背骨は首から腰までつながっていて、首の不調は腰にも悪影響をもたらします。「仙腸関節テニスボール矯正」と一緒に行なって、首の健康を保つ習慣をつけていきましょう。

1回3分まで
1日3回まで

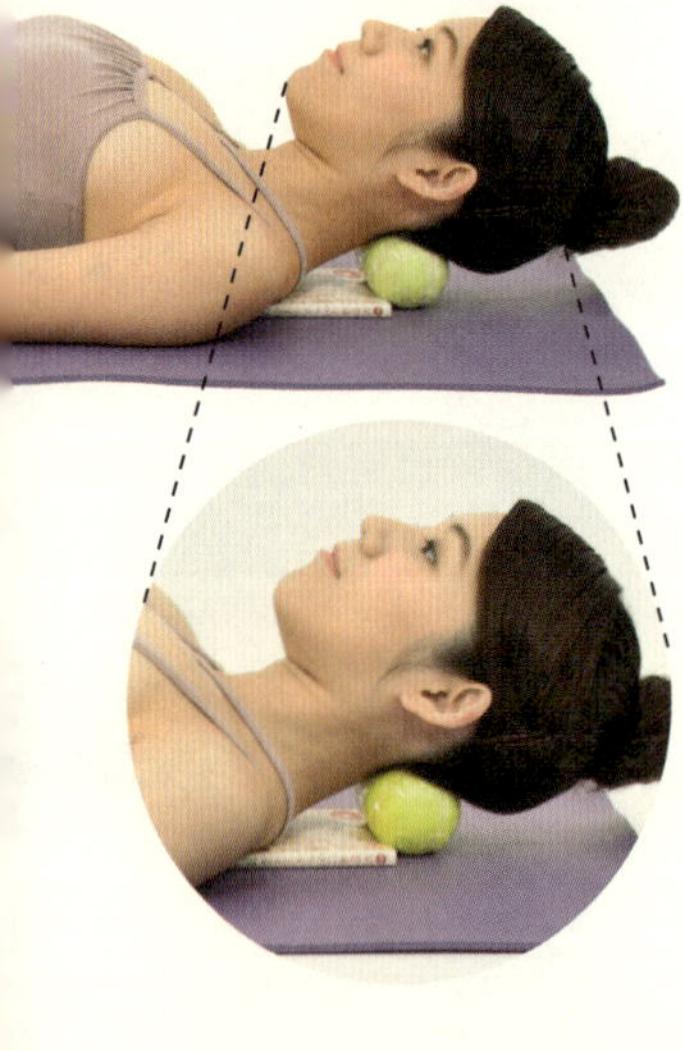

Point!

本や雑誌をストッパーにしよう

この矯正ではボールがずれやすいので、本や雑誌をストッパーにするといい。ボールの刺激のベクトルがおでこ方向へ感じられる位置がベストポジション。

首へのボールの当て方

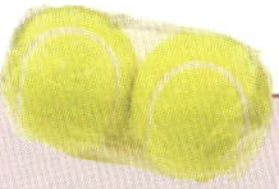

使用するのは、つなげたテニスボール2個。

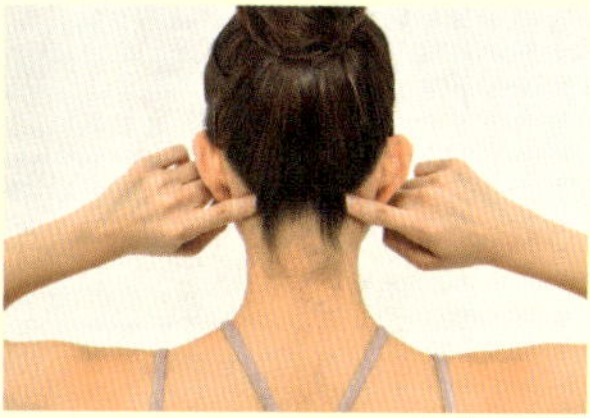

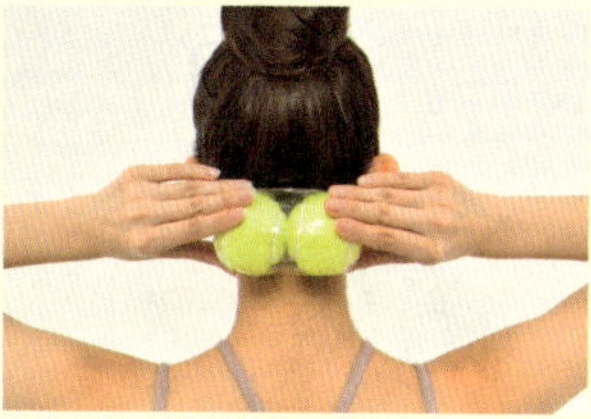

1 位置を指で確認

後頭骨のすぐ下の柔らかい部分を指先で確認する。

2 ボールをセット

首の確認した部分に2個のテニスボールをセットする。

3 ボールを当てたまま硬い床の上に仰向けになる

首（後頭骨と第１頸椎《けいつい》の間の部分）にボールを当てたまま、フローリングや畳などの硬い床の上に１～３分間寝そべる。ボールの刺激により頸椎や周辺の筋肉がほぐれ、頸椎の動きがよくなる。首・肩のこりや痛み、ストレートネックの解消におすすめ。

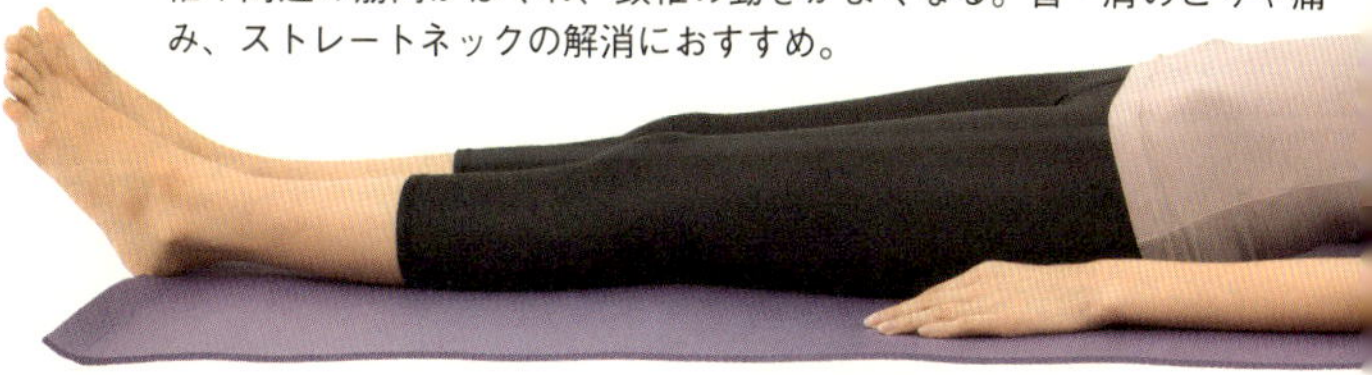

pick up あごを押しながら行なってもOK

矯正中、あごの先端に指を当てて、水平に押し込む動作を加えるのもおすすめ。繰り返し行なうと、ストレートネックを解消させる効果をアップできる。

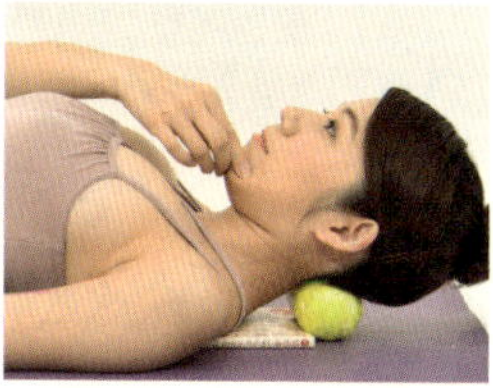

解消メニュー⑤　股関節の症状をスッキリ解消！

股関節テニスボール矯正

4つつなげたテニスボールを股に挟んで、股関節を広げていくエクササイズです。腰痛だけでなく、股関節の痛みやだるさなどにお悩みの方は、ぜひ習慣にしてください。

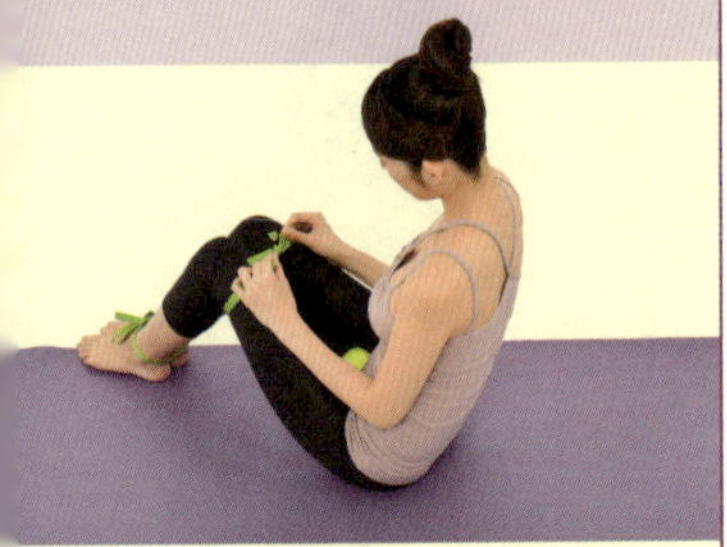

3 ひざの上をひもで縛る

股間にボールをセットしたまま、ひざの上をひもできつめに縛る。

1回5〜8分
1日3回まで

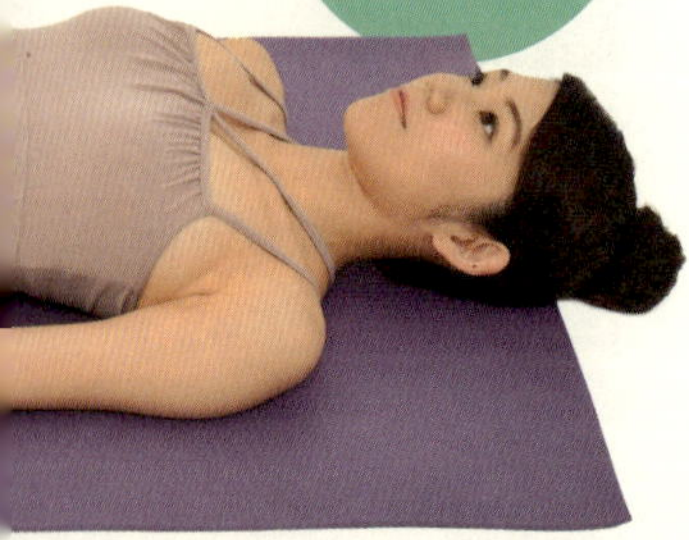

股関節へのボールの当て方

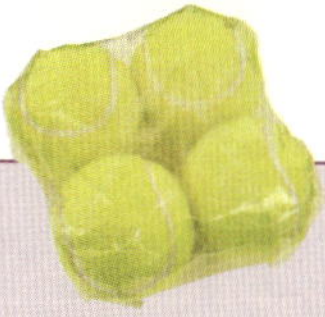

使用するのは、つなげたテニスボール4個。

４個の硬式テニスボールを用意して、
ガムテープなどで縦２個横２個の正方形状に固定する。

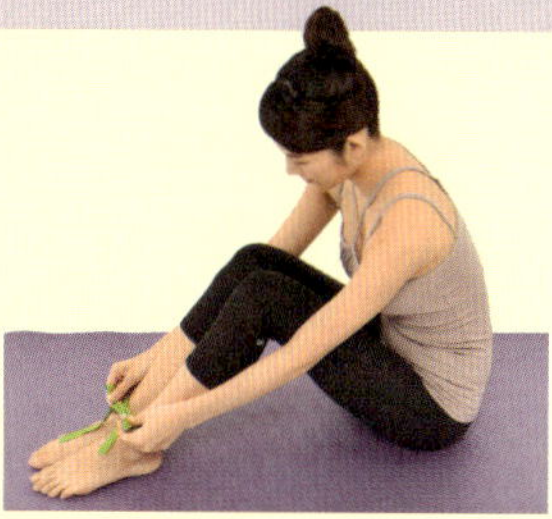

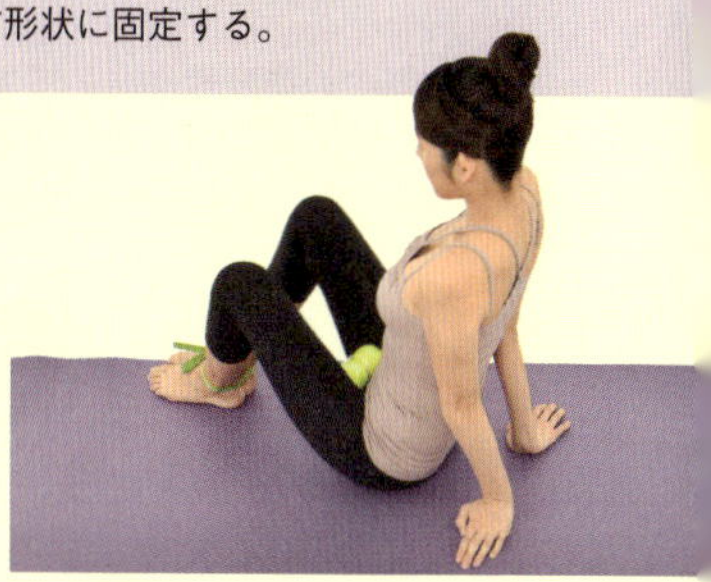

1 両足首をひもで縛る

ひもで両足首をきつめに縛る。ひもは真田ひもや、なければ着物用の腰ひもなどを利用してもＯＫ。

2 股間にボールをセット

ひざを開いて、股の奥に４個のテニスボールをセット。左右の足を押し広げるように感じられるくらい、できるだけ奥にセットする。

4 ボールをセットしたまま硬い床の上に仰向けになる

股間にボールをセットしたまま、フローリングや畳などの硬い床の上に寝そべる。股関節が左右に広げられるのを感じながら、５～８分間キープ。枕をするのはＮＧ。朝の起床後と夜の就寝前に行なうのがおすすめ。

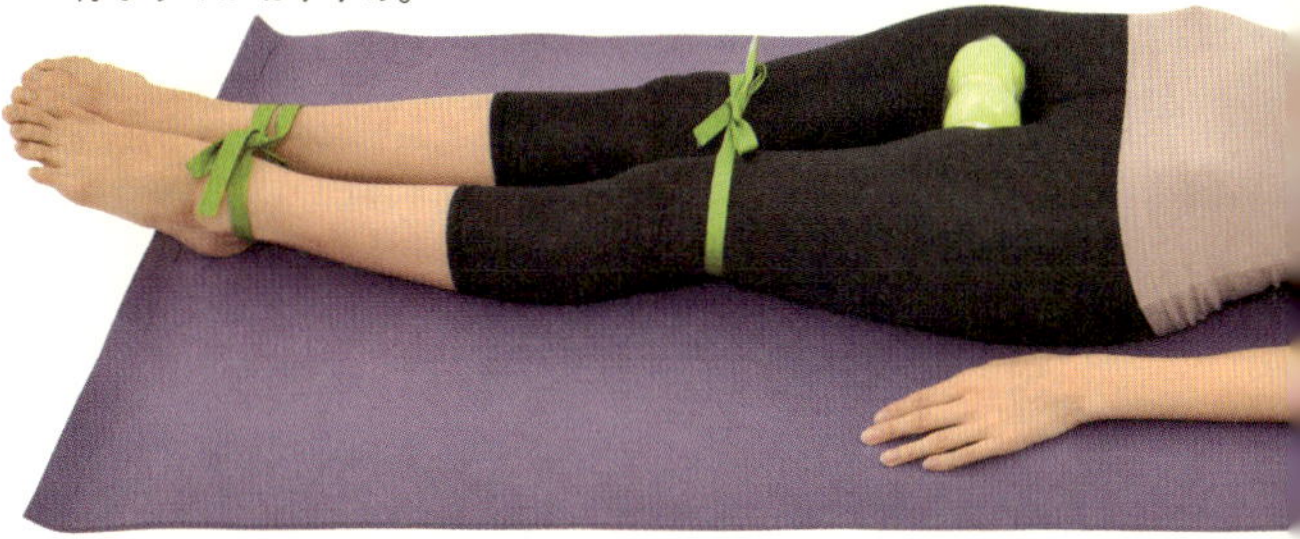

解消メニュー⑥ 腰椎の健康キープの定番体操

オットセイ体操

オットセイのように腰を大きく反らし、
腰椎や筋肉の柔軟性を高めます。
とくに椎間板ヘルニアの影響が強いタイプに効果を発揮。
「仙腸関節テニスボール矯正」とセットで行ないましょう。

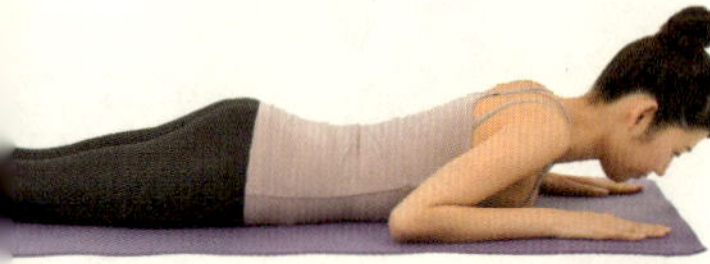

1 うつ伏せの姿勢をとる

うつ伏せになり、両ひじを床につける。

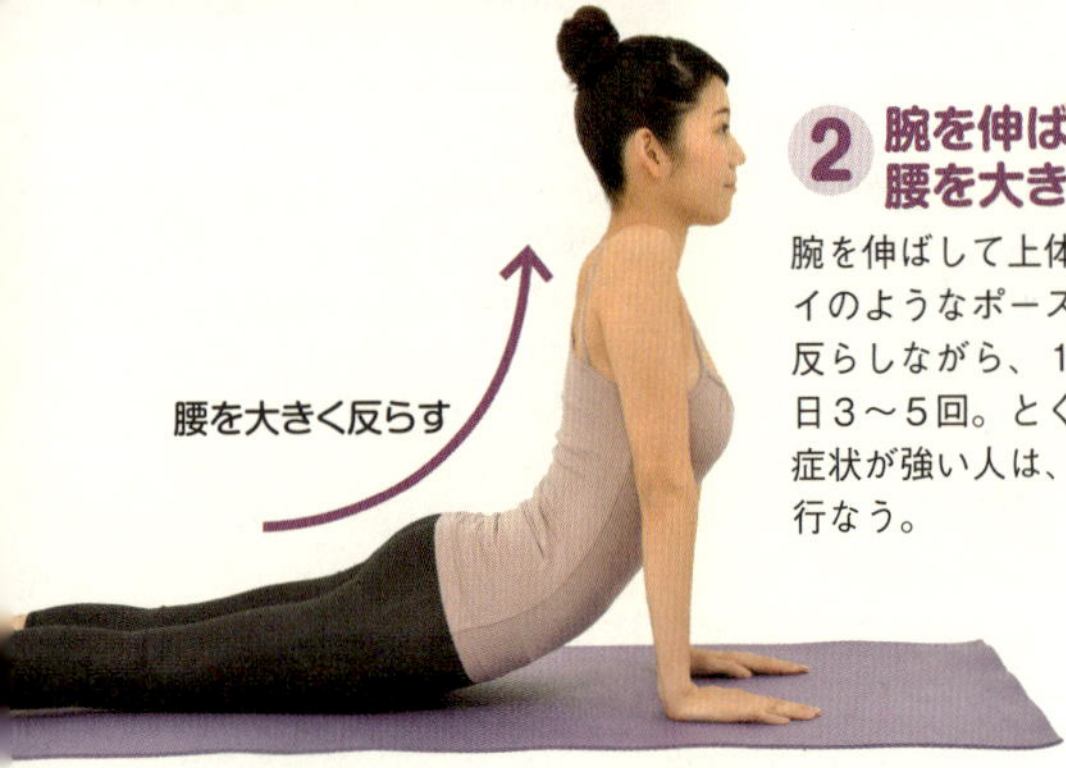

2 腕を伸ばして腰を大きく反らす

腕を伸ばして上体を起こし、オットセイのようなポーズをとる。腰を大きく反らしながら、1分間ほどキープ。1日3～5回。とくに椎間板ヘルニアの症状が強い人は、この体操を重点的に行なう。

1回1分が目安

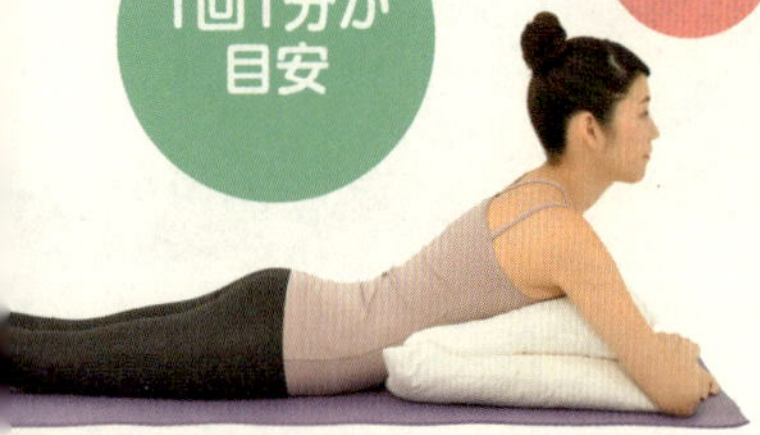

pick up 本やスマホを見ながらのうつ伏せ姿勢もおすすめ

ふとんやベッドでも腰を反らせるのを意識するといい。上半身の下にタオルなどを敷き、ひじをついた姿勢でスマホやテレビを見たり、本を読んだりするのもおすすめ。また、寝るときに仰向け姿勢になるのがつらい人は、この姿勢でスタートすると仰向け時に痛みを感じにくくなる。

ねこ体操

ねこのように腰を深く丸める体操で、
脊柱管のスペースを広げる効果が期待できます。
体を後ろへ反らすと痛むタイプの方は、
「仙腸関節テニスボール矯正」とセットで行ないましょう。

上体を前へ倒して腰を丸める

正座をした姿勢から、ゆっくりと上体を前へ倒して腰を深く丸める。丸めきったところで１分間ほどキープ。１日３～５回。とくに脊柱管狭窄症の症状が強い人は、この体操で脊柱管スペースを広げていくといい。

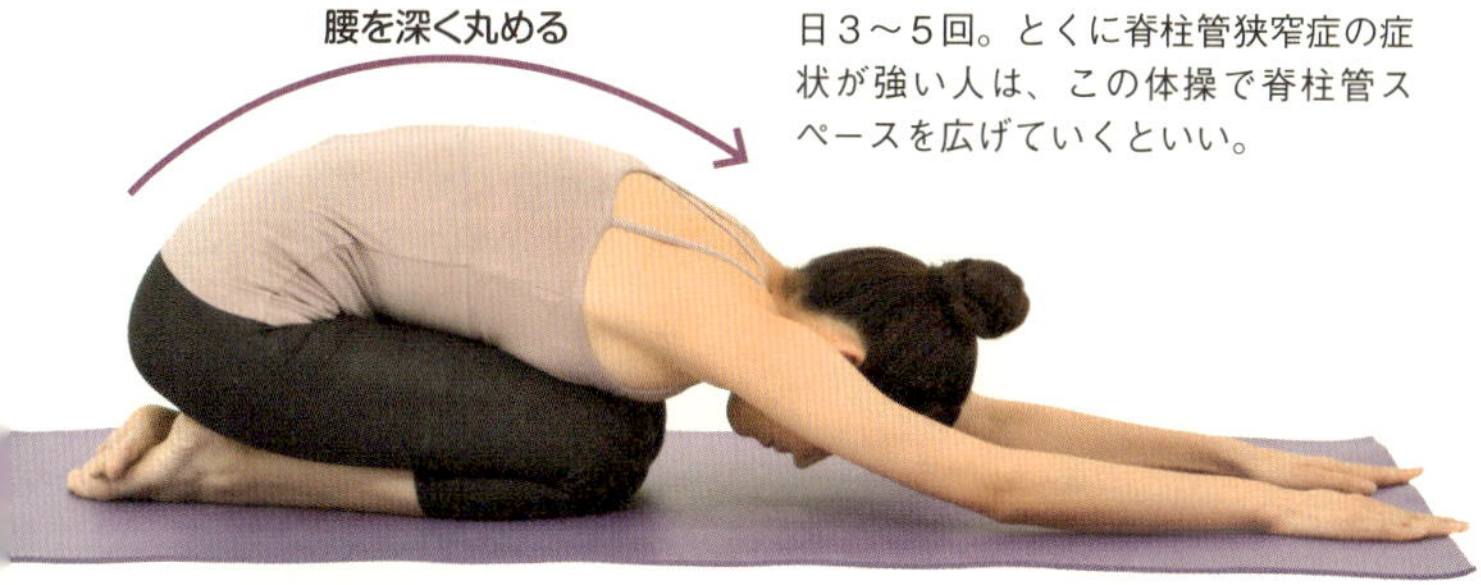

1回1分が目安

pick up おなかにクッションを当てて行なうのもおすすめ

丸めたクッションをおなかに当てて「ねこ体操」を行なうと、腰をより深く丸められる。これにより脊柱管スペースを広げる効果をアップできる。

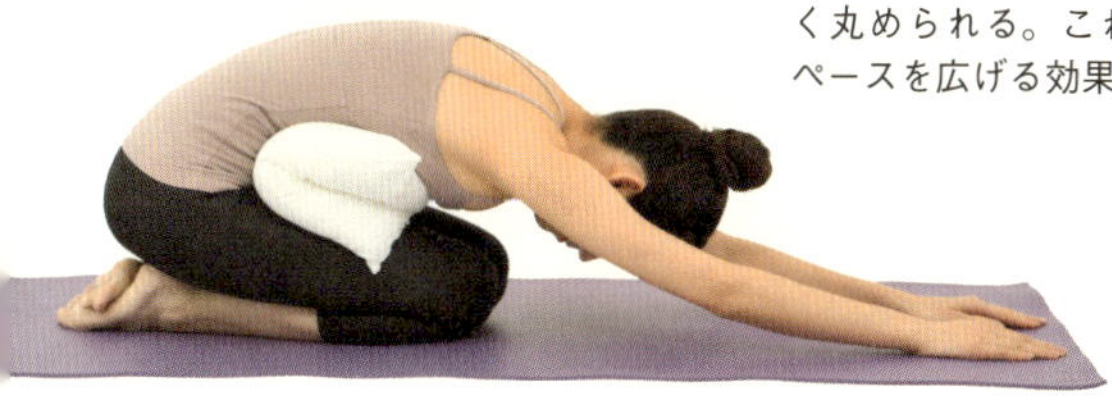

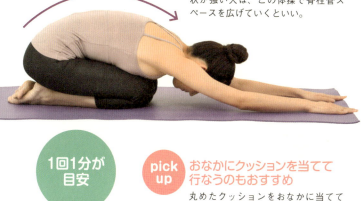

解消メニュー⑧ 外出先でできる仙腸関節ケア

仙腸関節ストレッチ

仙腸関節の調子を取り戻すための簡単ストレッチ。

外出先でもできるので、長時間の運転やデスクワークの休憩時、腰痛症状がひどくなったときなどに行なうのがおすすめです。

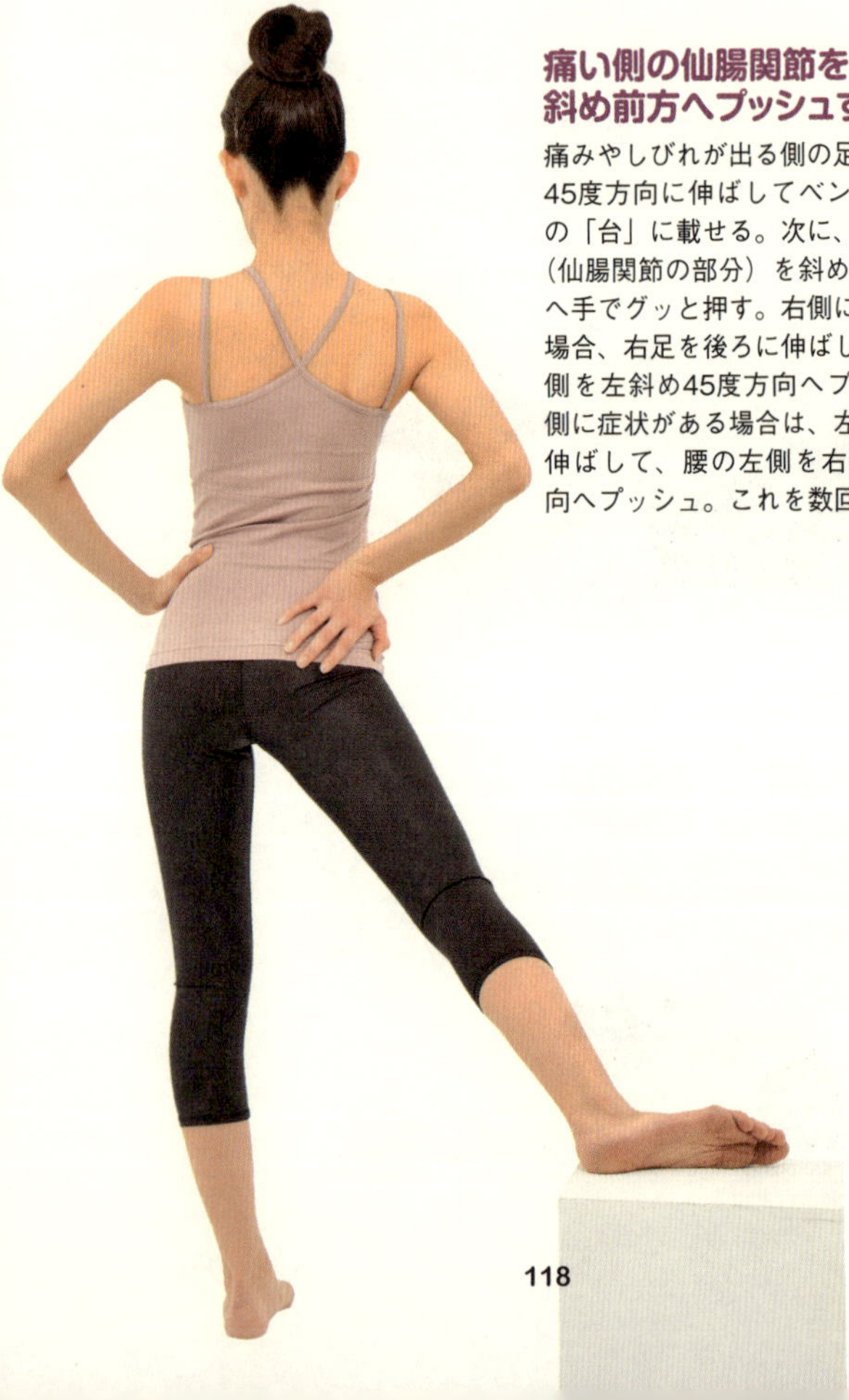

痛い側の仙腸関節を斜め前方へプッシュする

痛みやしびれが出る側の足を斜め後ろ45度方向に伸ばしてベンチや柵などの「台」に載せる。次に、痛む側の腰（仙腸関節の部分）を斜め前45度方向へ手でグッと押す。右側に症状がある場合、右足を後ろに伸ばして、腰の右側を左斜め45度方向へプッシュ。左側に症状がある場合は、左足を後ろに伸ばして、腰の左側を右斜め45度方向へプッシュ。これを数回繰り返す。

解消メニュー⑨ 背骨と骨盤の連携性をアップ!

体ひねり体操

腰痛解消のカギは、背骨と骨盤の連携をスムーズにすること。
この体操はその連携性を高めるのにおすすめです。
とくに腰椎分離症・すべり症が出ているタイプの人に
効果を発揮します。

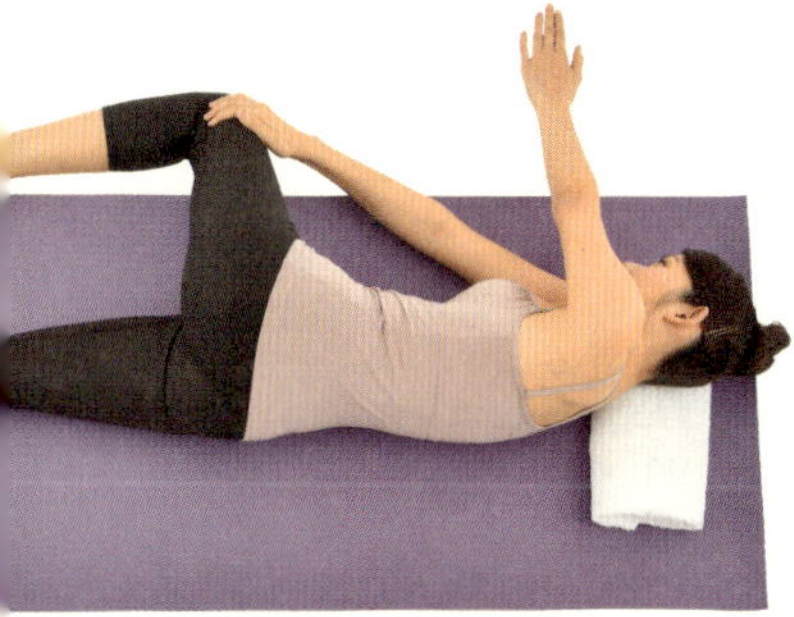

1 横向きに寝て ひざを床につける

痛い側の腰を上にして横向きに寝そべり、上側の足を90度に曲げ、ひざ頭を床につける。

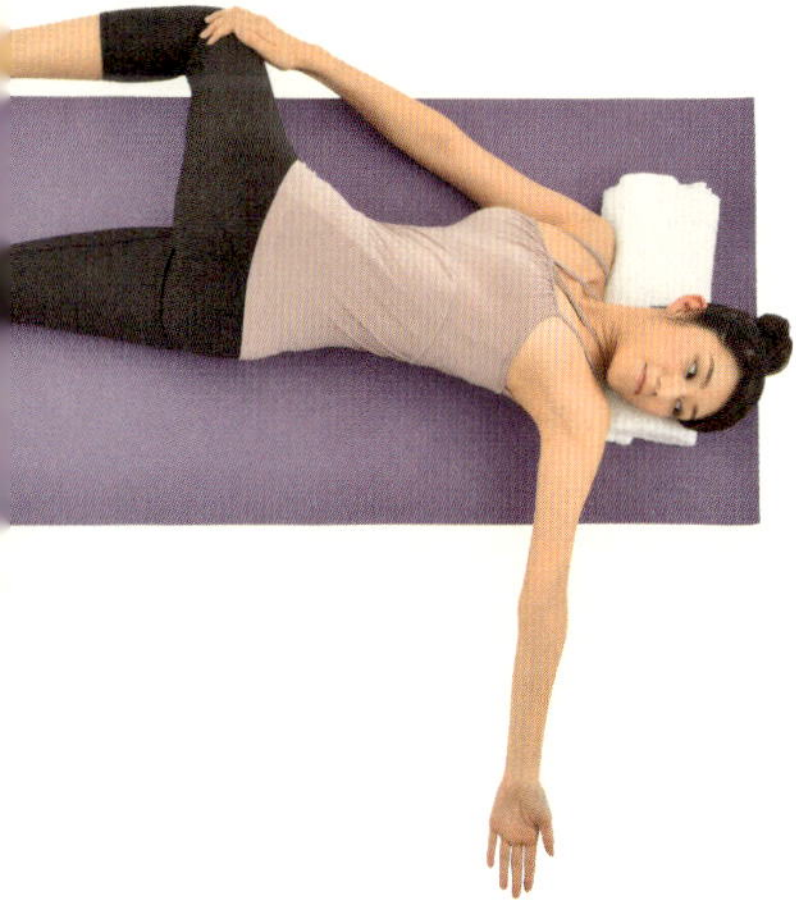

2 ひざを床につけたまま、上半身を反対側にひねる

ひざ頭を床につけたまま、上体を反対側にひねって腕を伸ばし、30秒キープ。この際、床につけたひざが浮かないように、手で押さえながらひねるといい。1日2～3回。背骨と骨盤の連携を高めるイメージで行なうのがおすすめ。

解消メニュー⑩ お尻や太ももがしびれる人に

テニスボール ごろごろマッサージ

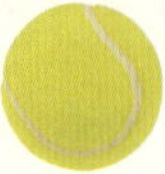

使用するのは
硬式テニスボール
1個

腰だけでなくお尻や太ももに痛みやしびれがある人は、
１個のテニスボールを使ってマッサージをするのがおすすめ。
とくに、ヘルニアの影響から来る坐骨神経痛に効果を発揮します。

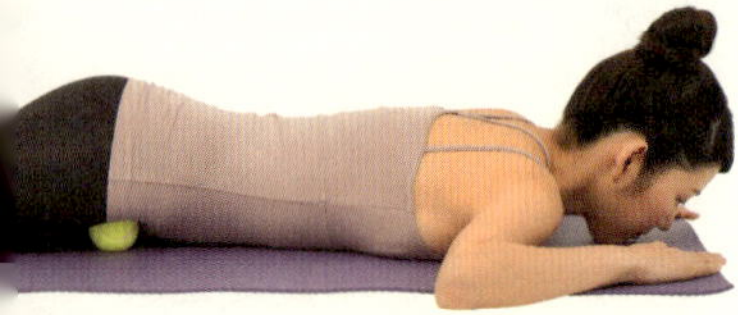

太ももの前側に症状がある場合

うつ伏せになり、太もも前側の症状が出ている部分にテニスボールを当てる。ボールに体重をのせて、ごろごろ転がしながら３～５分間マッサージする。

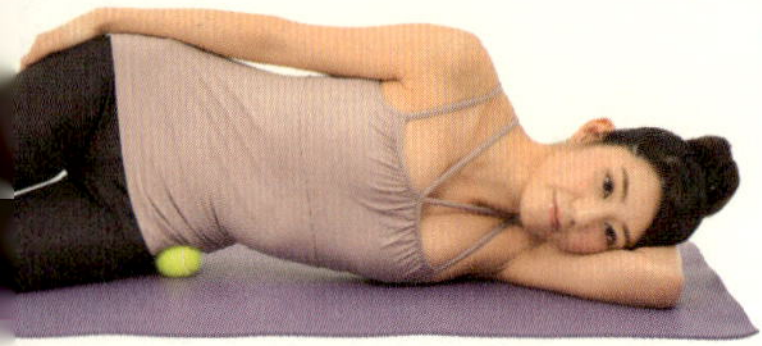

お尻、太ももの横側に症状がある場合

痛い側を下にして横向きで寝そべり、お尻や太ももの症状が出ている部分にテニスボールを当てる。ボールに体重をのせて、ごろごろ転がしながら３～５分間マッサージする。

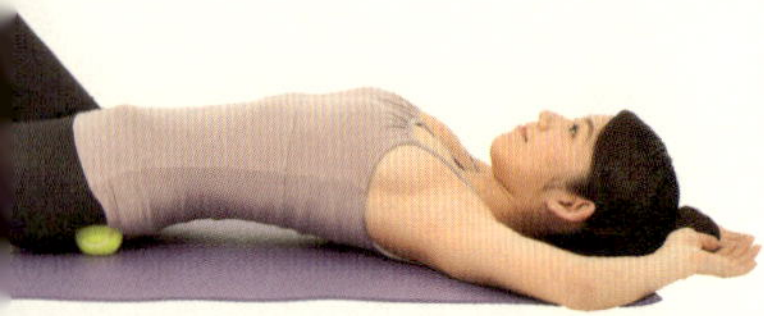

お尻、太ももの後ろ側に症状がある場合

仰向けになり、お尻や太もも後ろの症状が出ている部分にテニスボールを当てる。ボールをごろごろ転がしながら３～５分間マッサージ。ひざを上げたり体を傾けたりしながら、ボールに十分に体重をのせて行なうといい。

解消メニュー⑪ お尻のしびれ解消の新習慣

足L字ストレッチ

お尻や太ももに痛みやしびれがある人は、痛い側の足をL字に曲げる習慣をつけるだけでもだいぶ症状が違ってきます。夜寝るときやごはんを食べているときなどに試してみてください。

床やふとんに寝て、症状がある側の足をL字状に曲げる

仰向けになった状態で、痛みやしびれ、だるさがある側のひざを真横に曲げる。ひざを浮かせずに90度のL字状に曲げるのがコツ。これにより、お尻や太ももの筋肉がゆるまり症状が軽くなる。就寝時の習慣として行なうのもおすすめ。

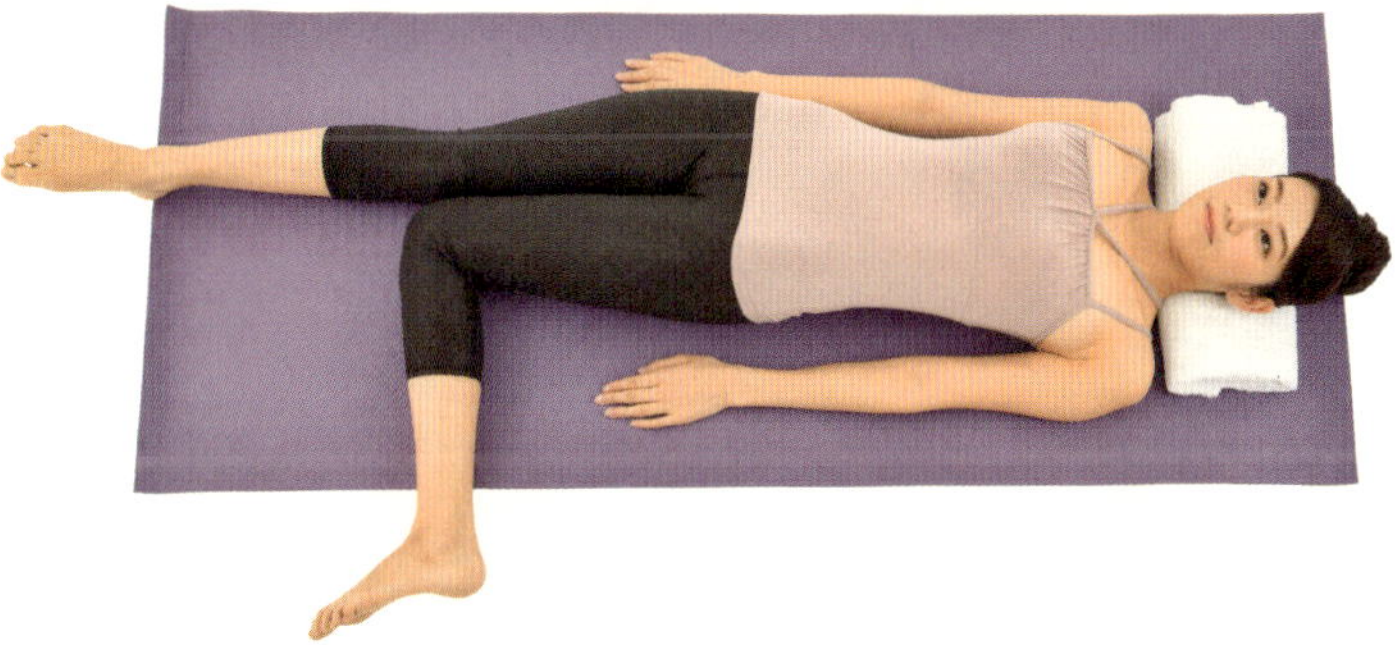

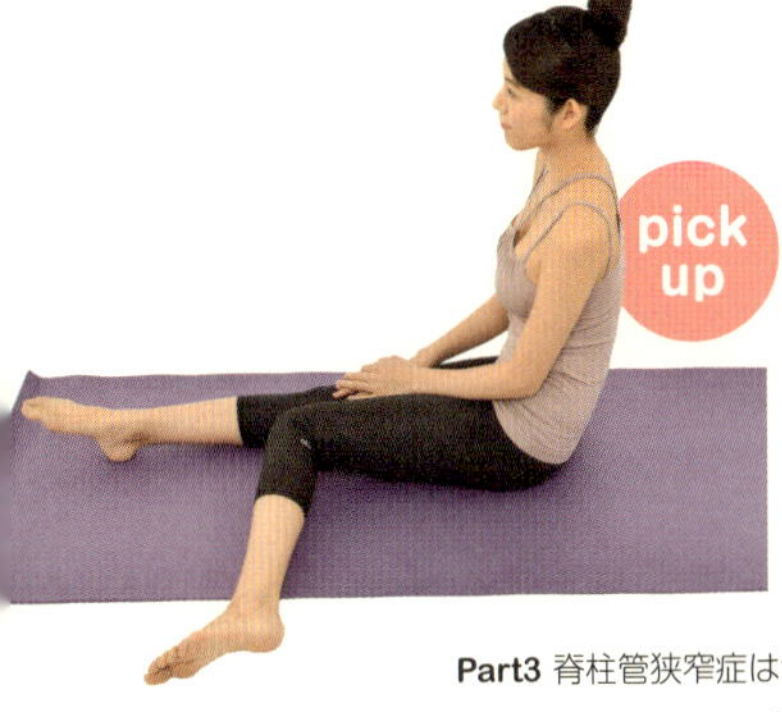

pick up

座った姿勢で行なうのもおすすめ

床にお尻をつけた暮らし方をしているのなら、テレビを観たりごはんを食べたりしながら座った姿勢で行なってもOK。

解消メニュー⑫ 間欠性跛行がある人におすすめ

靴ひも&背伸びストレッチ

長く歩いていると、足腰がしびれて歩けなくなる……
ちょっと休むとまた歩けるようになる――
そういう症状を抱えてお悩みの方は、
休憩時にこのストレッチを行なうのがおすすめです。

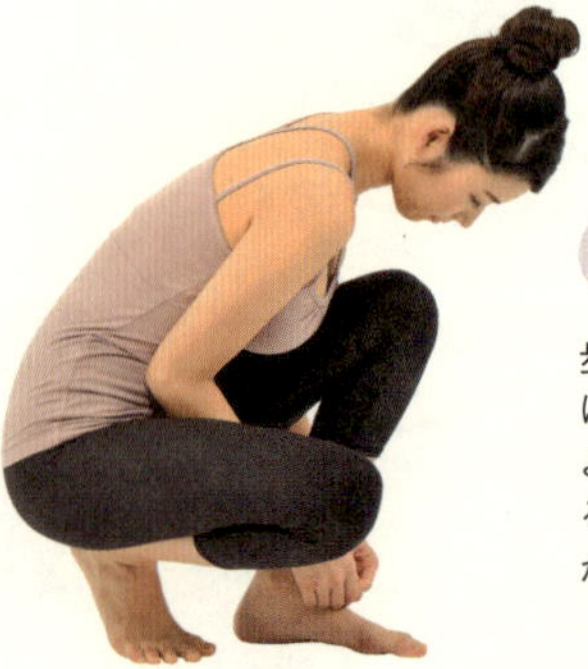

1 靴ひもを結ぶような姿勢で腰を丸める

歩くのがつらくなったら、まずその場にしゃがみ込み、靴ひもを結んでいるようなポーズをとって、腰を深く丸める。脊柱管のスペースが広がって症状がラクに感じられるはず。

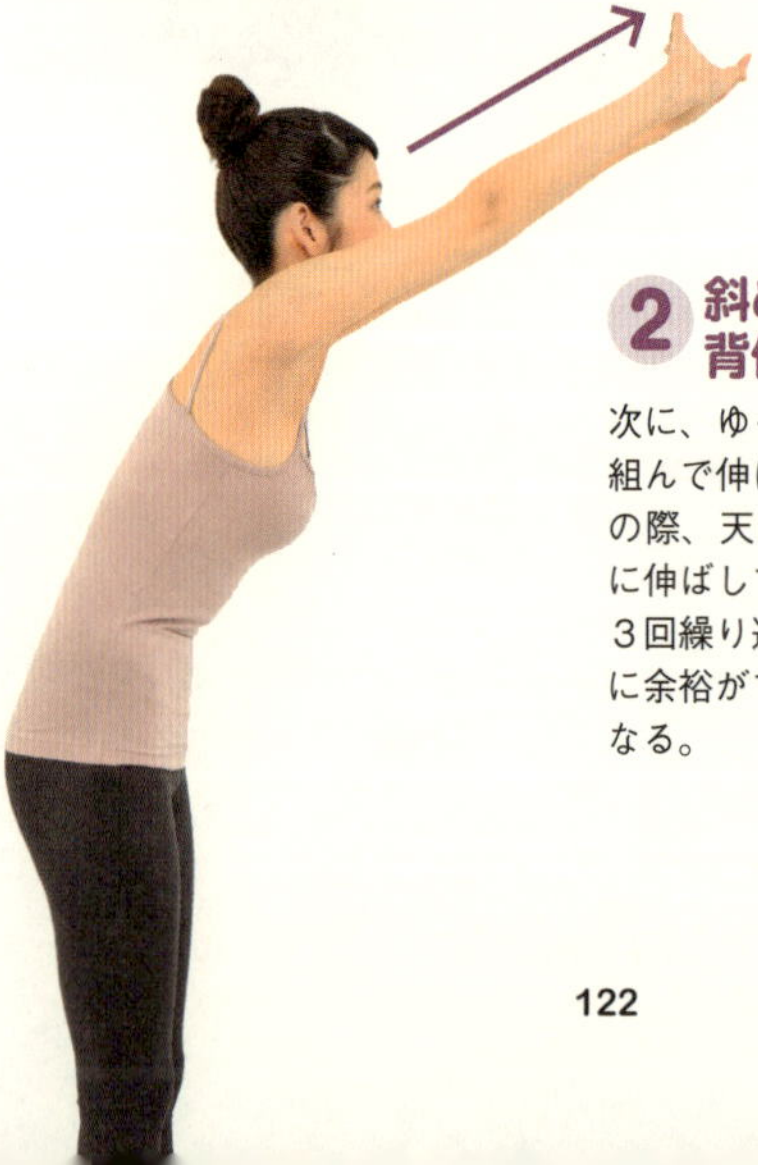

2 斜め前45度方向に背伸びをする

次に、ゆっくり立ち上がって、両手を組んで伸ばしながら背伸びをする。この際、天に向かって斜め前45度方向に伸ばしていくといい。①と②を２～３回繰り返すと、より脊柱管スペースに余裕ができて、ラクに歩けるようになる。

解消メニュー⑬ ひざ下や足裏のしびれを解消!

腓骨頭マッサージ&テニスボール踏み

脊柱管狭窄症からくる坐骨神経痛を
解消させるための裏ワザメニュー。
「腓骨頭マッサージ」はひざ下のしびれがひどいとき、
「テニスボール踏み」は足裏の症状がひどいときに行ないましょう。

腓骨頭マッサージ

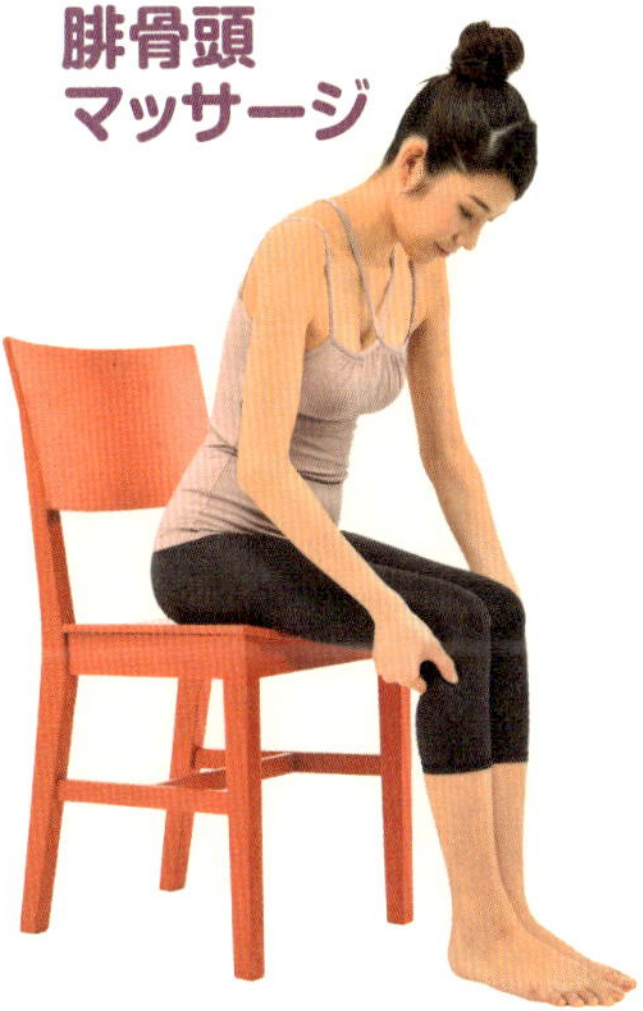

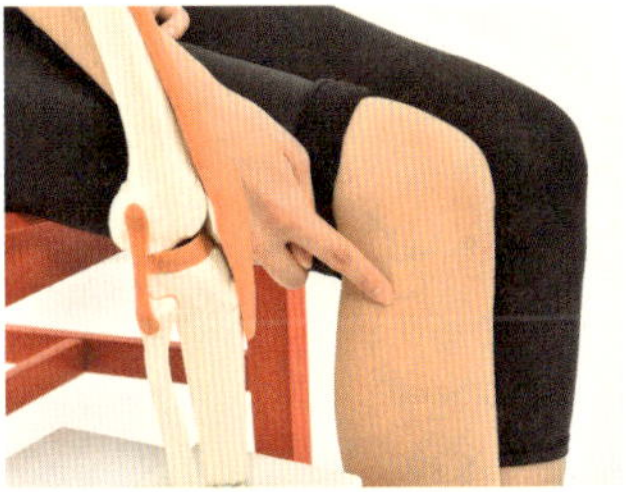

ひざ下外側の出っ張りをもみほぐす

腓骨頭とは、ひざ小僧の下のやや外側寄りにあるビー玉サイズの出っ張りのこと（上の写真の位置参照）。ひざ下のしびれ症状には、この出っ張りを指でつまんで力強くもんだり動かしたりするのが効果大。マッサージにより神経緊張をゆるめ、症状を解消させることができる。

テニスボール踏み

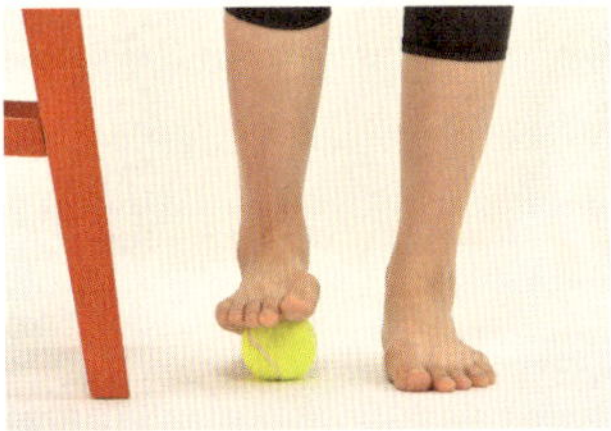

テニスボールを踏み転がす

足裏に違和感や灼熱感があるときは、硬式テニスボールを用意して、足裏で踏み転がすのがおすすめ。柱や机につかまりながら、ボールに体重をのせてマッサージすると、症状をかなり軽減できる。

解消メニュー⑭

腰痛は歩いて治す！

正しい歩き方を身につける

腰や足の症状がつらいからといって家にこもっていてはいけません。「歩かない生活」は「歩けない生活」への入り口です。日々「正しく歩くこと」によって腰痛を撃退していきましょう。

「5つのポイント」を意識して歩こう

　どんな腰痛タイプであっても、できるだけ「正しい歩き方」で歩くのが症状解消への早道となる。背すじを伸ばして歩くと腰が痛い人も、休み休みでも構わないからできるだけ姿勢よく歩くように努めるべき。左のように、「正しい歩き方」を身につけるには、「あごを引いて、まっすぐ前を見る」「腕を引いて、体をねじる」「腰を反らす」「ひざをしっかり伸ばして歩く」「重心の７割を体の後ろ側にかけるイメージで歩く」の５つのポイントを意識するといい。長い距離、長い時間を歩かなくても構わないので、毎日正しく歩く時間をつくり、日々歩く習慣を途絶えさせないようにすることが大切。

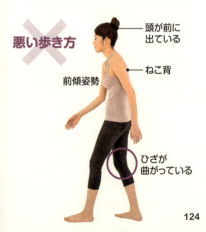

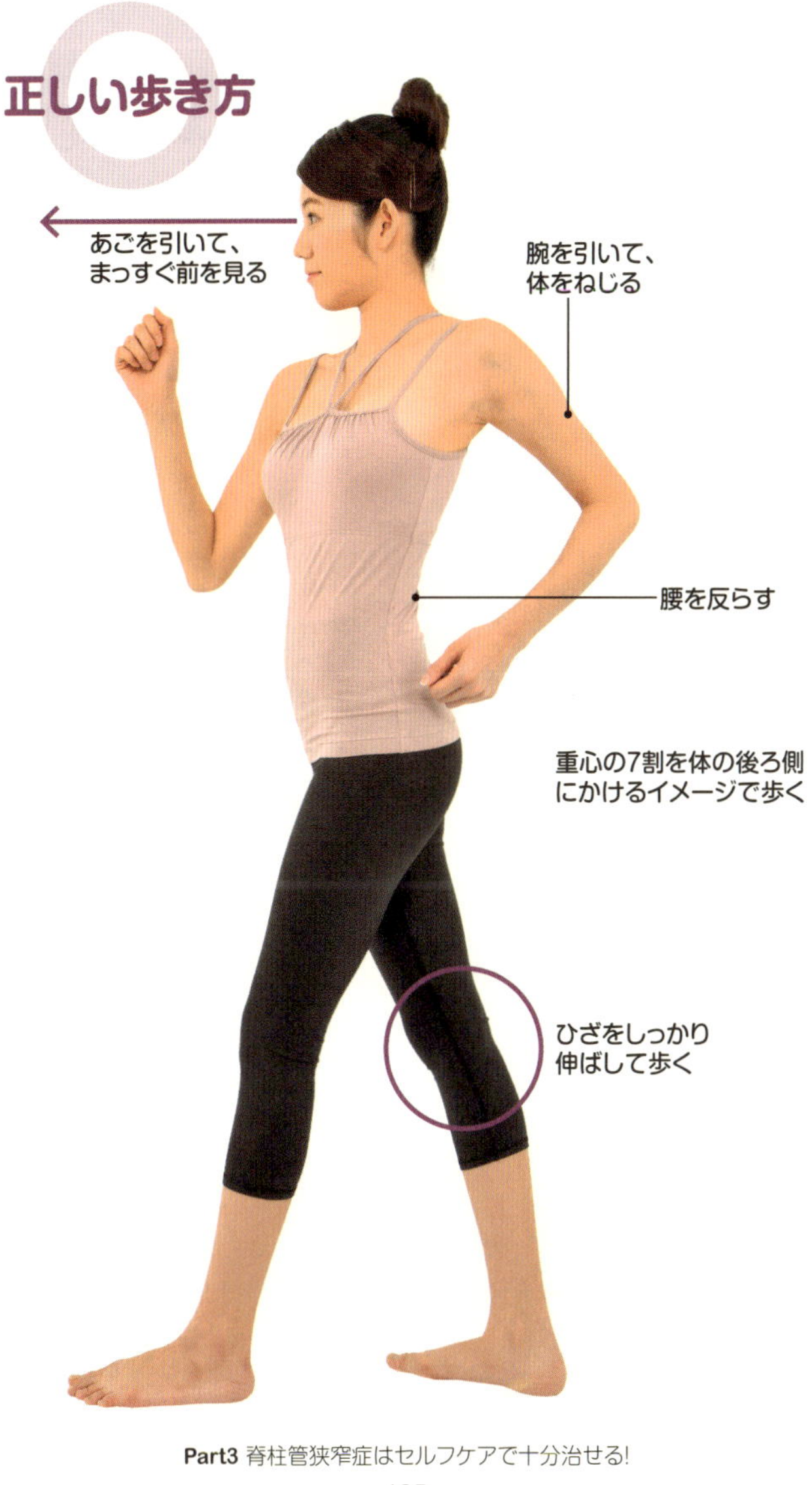
正しい歩き方
あごを引いて、
まっすぐ前を見る
腕を引いて、
体をねじる
腰を反らす
重心の7割を体の後ろ側
にかけるイメージで歩く
ひざをしっかり
伸ばして歩く

解消メニュー⑮ 腰への負担が小さい座り方

正しい座り方を身につける

座っている時間が長い人は、腰痛になりやすくなります。ただし、正しい座り方をしていれば、腰へのダメージを小さくすることが可能。普段から正しく座ることを習慣づけましょう。

骨盤を立てるイメージで座るのが基本

腰の健康は座り方によって大きく変わる。もっとも腰を痛めやすいのは、下の写真のようなパターン。これだと、骨盤が斜めに傾き、曲がった腰椎に上半身の重みがのしかかって腰を痛めやすくなる。正しい座り方は、左ページのような姿勢。イスに深く腰掛けて、背すじをまっすぐ伸ばす。あごはしっかり引いて、ひざの角度を90度にキープする。いつも正しい姿勢で座るには、骨盤をまっすぐに立てて、その土台の上に背骨という柱をまっすぐに据えるようなイメージを持つといい。

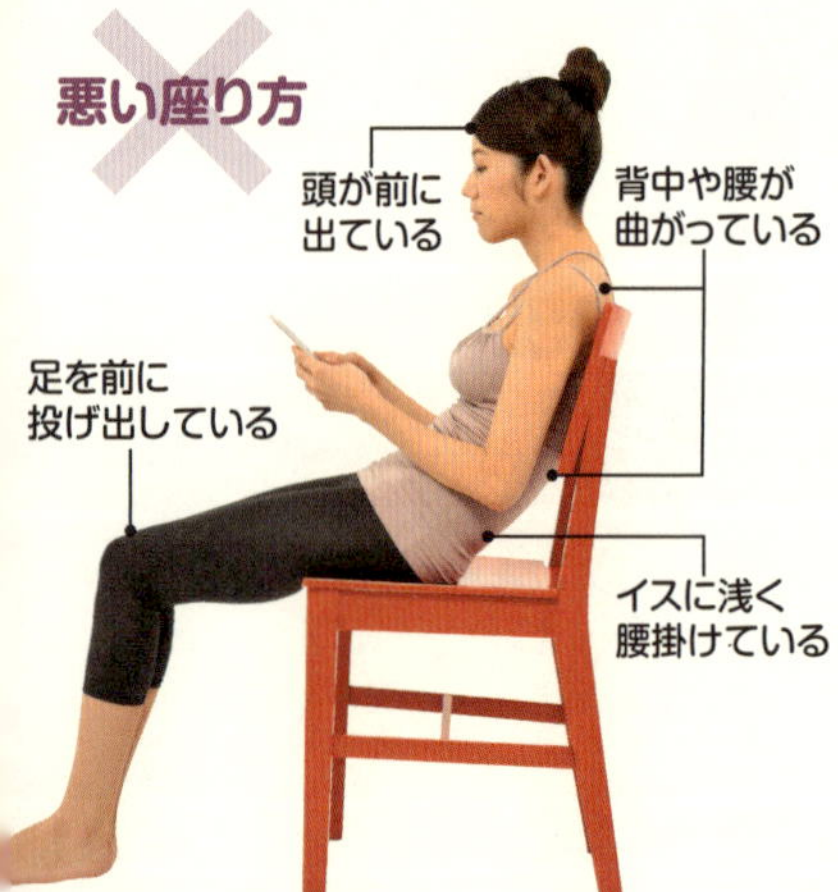
悪い座り方
頭が前に出ている
背中や腰が曲がっている
足を前に投げ出している
イスに浅く腰掛けている

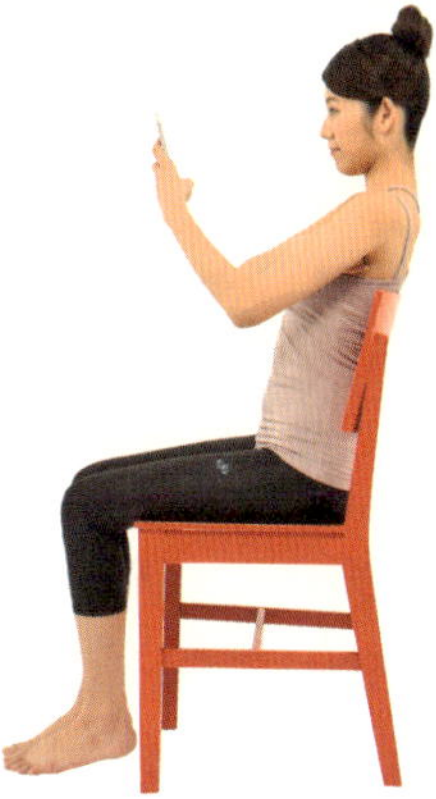

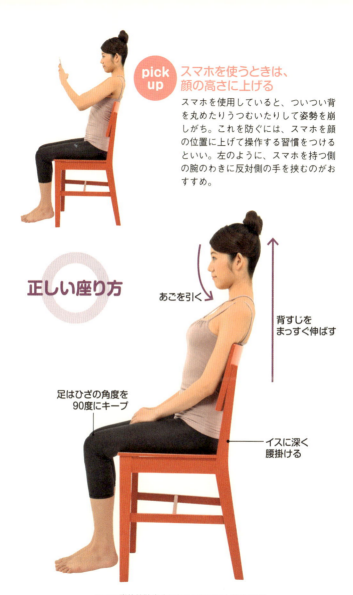

pick up スマホを使うときは、顔の高さに上げる

スマホを使用していると、ついつい背を丸めたりうつむいたりして姿勢を崩しがち。これを防ぐには、スマホを顔の位置に上げて操作する習慣をつけるといい。左のように、スマホを持つ側の腕のわきに反対側の手を挟むのがおすすめ。

正しい座り方

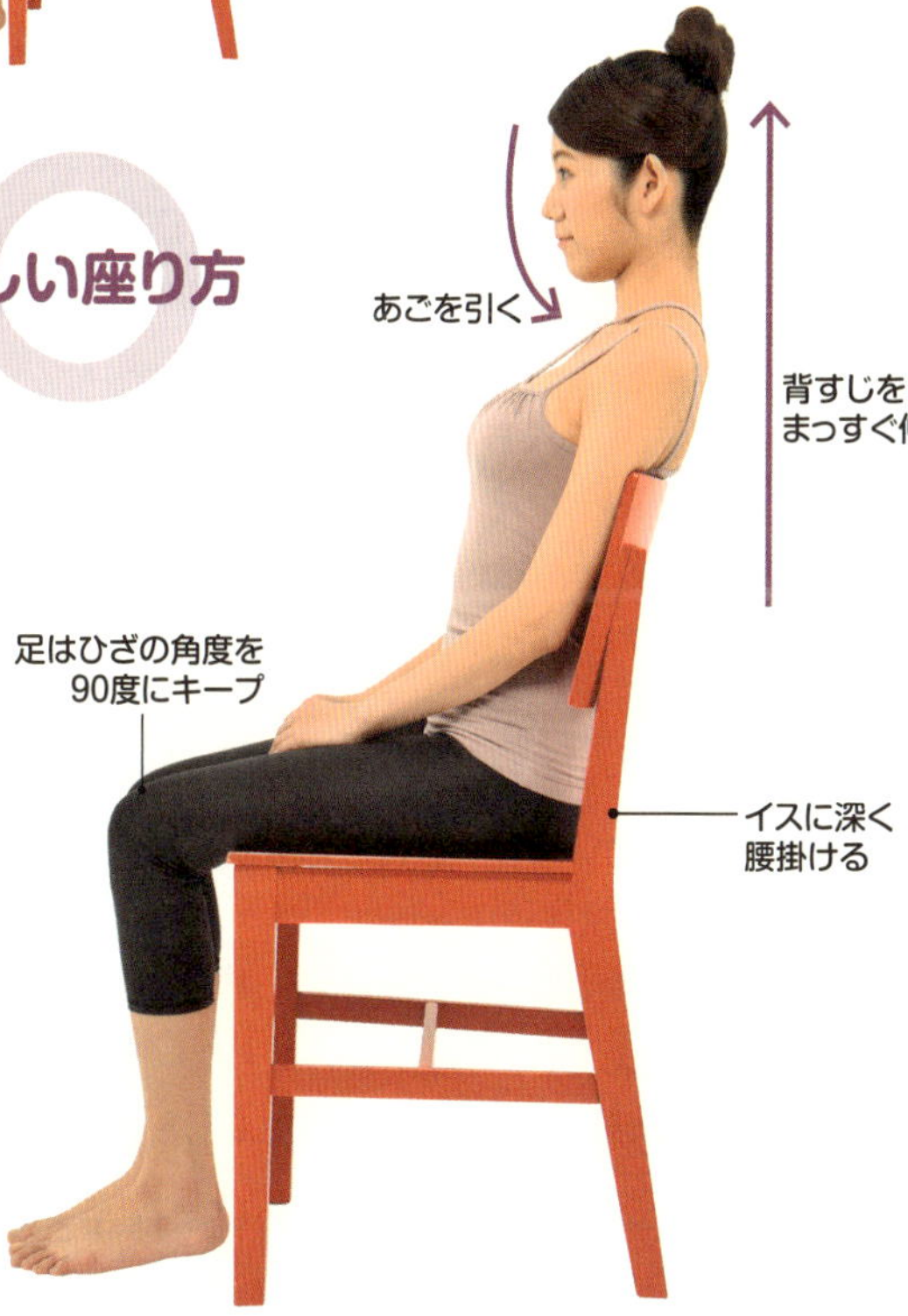
あごを引く
背すじを
まっすぐ伸ばす
足はひざの角度を
90度にキープ
イスに深く
腰掛ける

Column 3

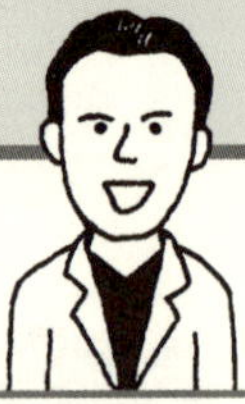

〝安静〟は症状悪化の原因だった!?

私は、心配性の人や痛みに対する警戒心の強い人は、腰痛が治りにくい傾向にあると考えています。なぜなら、慎重にと考えるあまり、安静にしすぎてしまうからです。

腰痛は、痛いからといって動かずにいると、治りが遅くなったり悪化したりします。ぎっくり腰などの急性腰痛の場合も、２日ほどは安静が必要ですが、多少痛くても３日目からは起きて動き出すほうがいい。そうやって積極的に関節を動かして慣らしていかないと、かえって治りが遅くなってしまうのです。

同じように、脊柱管狭窄症も痛いからといって家に引きこもっていると、関節や筋肉が衰えて、どんどん悪い方向へ向かっていってしまいます。私の元に来られる脊柱管狭窄症の患者さんを見ても、慎重な人や心配性の人で外を出歩かずにみすみす症状を悪化させてしまうケースが少なくないのです。

そもそも、関節という歯車は、毎日動かしてこそ機能維持できるもの。動かさずにいると、どんどん歯車が錆《さ》びついて動きが悪くなり、機能を落としてしまいます。

ですから、安静のしすぎは禁物。守りに入ってしまってはダメなのです。みなさんも、「腰痛は動いて治す」というつもりで、攻めの姿勢で症状に向き合っていってください。

Part

4

つらい痛みやしびれを解消する
小さな疑問Q&A

Q1

首や肩が悪いと、腰痛もひどくなるのでしょうか?

A **首の関節トラブルは腰にも大きな影響を及ぼします。**

私は、関節のトラブルは「首↓腰↓ひざ」というように、上から下へと連鎖すると考えています。若い頃に首痛や肩こりに悩まされていた人は腰痛になりやすく、腰痛に悩まされていた人はひざ痛になりやすいのです。

人間の関節は上から下まで連動して動き、荷重負担を分け合いながら体を動かしています。その中でも、『荷重関節』と呼ばれている〝**首**〟〝**腰**〟〝**ひざ**〟**の3か所は、とくに負担がかかりやすく、トラブルにも見舞われやすい部位**です。つまり、首の関節が悲鳴を上げれば、その負担のしわ寄せが腰の関節にかかり、腰が悲鳴を上げれば、そのしわ寄せがひざの関節にのしかかるといったように、しわ寄せのプレッシャーが連鎖しやすいのです。

とりわけ首の関節トラブルは、腰の関節トラブルへと発展しやすい傾向があります。首と腰とは1本の背骨でつながっていますから、てきめんに不調が連鎖してしまうわけですね。それに最近は、誰もがスマホやパソコンを日常的に使用するようになり、うつむいた姿勢ばかりをとることによって頸椎《けいつい》に不調を訴える人が急増しています。重い頭がいつも前へ垂《た》れているために、頸椎に大きな負担がかかってしまうのです。そして、その頸椎にかかる過重な負担のしわ寄せは、いずれ腰椎にもいくことでしょう。私のところに来る患者さんにも「腰も悪いけど、首もかなり悪い」という人がたくさんいらっしゃいます。

ですから、脊柱管狭窄症や椎間板ヘルニアなどの**腰痛にお悩みの方は、腰のトラブルを解決するだけでなく、できるだけ首や肩の問題も一緒に解決していくといい**でしょう。

Ｐａｒｔ3の15の解消メニューでは、『首のテニスボール矯正（メニュー❹）』『肩甲骨のテニスボール矯正（メニュー❸）』など、首や肩の関節をケアするメソッドも紹介しています。ぜひみなさん積極的にこれらのメニューを行なって首・肩の問題を解消していってください。

Q2 脊柱管狭窄症になると、背中や腰が曲がってくるもの？

A いいえ。腰痛ではなく、姿勢の問題です。

たしかに高齢で腰痛持ちの人には、腰が曲がった人が多いという印象があります。しかし、これには脊柱管狭窄症は関係ありません。背骨の椎間板が老化してくると弾力が失われて多少背が縮むというケースはありますが、腰や背中が曲がることと腰痛は関係ないと言っていいでしょう。

背中や腰が曲がるのは姿勢の問題。普段から体を曲げているから曲がってしまうのです。逆に言えば、若い頃から背中や腰がまっすぐに伸びた正しい姿勢を意識していれば、歳をとってもいい姿勢をキープすることができます。また、**多少腰が曲がってしまったとしても、意識を変えて正しい姿勢をとるようにすれば、曲がった体をまっすぐに戻していくことも可能**です。背中や腰が曲がるかどうかは〝姿勢の意識次第〟だと心得ましょう。

Q3 骨粗鬆症だと脊柱管狭窄症が進みやすくなるの？

A 両者は関係ありません。

骨粗鬆症《こつそしょうしょう》も脊柱管狭窄症も、高齢になるにつれ抱える人が多くなる疾患です。しかし、両者の間には因果関係はありません。骨粗鬆症だと狭窄症が進むということもありませんし、狭窄症があると骨粗鬆症が進行するということもありません。

ただ、腰痛ということで言えば、骨粗鬆症が進むと腰椎圧迫骨折を起こしやすくなります。これは、骨がスカスカになってきたために、ちょっとした刺激で背骨が微小骨折を起こしてしまい、それによって発生する腰痛です。圧迫骨折があるかどうかは、体を横たえた状態で背中（胸椎と腰椎の間あたり）を叩《たた》いたときにズキンとする痛みがあるかどうかで判断をすることができます。もし、**圧迫骨折がある場合は、背中の痛みが取れるまではテニスボール矯正などの一連の腰痛ケアは控える**ようにしてください。

Q4 こむら返りをしょっちゅう起こすのはどうして？

A 脊柱管狭窄症の人はこむら返りを起こしやすいのです。

こむら返りとは、ふくらはぎの腓腹筋《ひふくきん》が突然けいれんを起こして〝つる〟現象です。おそらくみなさんの中にも、睡眠中や運動の後などに激痛に見舞われた経験のある人が多いのではないでしょうか。

じつは、こむら返りは、脊柱管狭窄症や坐骨神経痛に悩んでいる人にたいへん多い症状なのです。

もちろん、こむら返りには糖尿病や腎臓病などの内科的要因もありますし、その他にもさまざまな原因があるのですが、腰痛持ちの人にはひときわ多く見られます。その理由は、**腰椎から下半身へ向かう神経がふくらはぎを通っているため、坐骨神経痛を抱えている人はその神経が圧迫されて誤作動を起こしやすいせい**ではないかと考えられます。

こむら返りの対処法

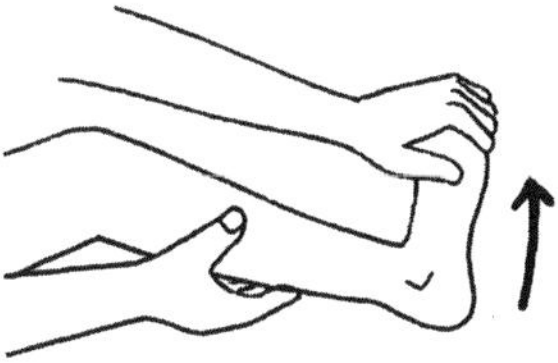

つま先を手でつかんで体側に引っ張り、アキレス腱やふくらはぎの筋肉を十分に伸ばすといい。

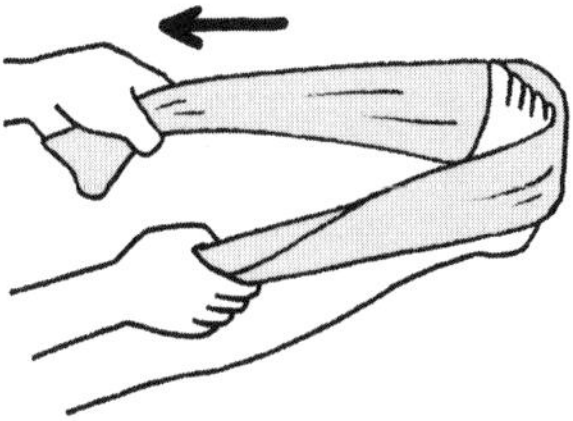

つま先にタオルを掛けて引っ張り、アキレス腱やふくらはぎの筋肉を伸ばすのもおすすめ。

では、もし外出先や家の中などでこむら返りになってしまったら、応急措置としてどんな方法をとればいいのでしょう。

おすすめなのは、上のイラストのように、つま先を体側に引っ張ってアキレス腱《けん》やふくらはぎの筋肉を伸ばす方法です。タオルなどをつま先に掛けて引っ張るのもいいでしょう。

また、出先でこむら返りになってしまったときは、準備運動などでよく行なう「アキレス腱伸ばし」をやってみてください。けいれんはそう長く続くものではありません。慌てることなく、落ち着いて対処するようにしましょう。

Q5 カートを押して歩くとラクに感じるのですが……

A 痛くてもなるべく〝正しい姿勢〟で歩く努力をしましょう。

脊柱管狭窄症は、背や腰を伸ばして歩くと症状が出やすく、背や腰を丸めて歩く分には比較的ラクだとされています。また、その傾向は、椎間板ヘルニアの影響が少ない『純粋狭窄症』に近いタイプほど高まります。

こうしたタイプの人の中には、カートなどを押していると、自然に背や腰が丸まってラクに感じるため、いつもカートを押して歩いているという方もいらっしゃいます。また、自転車に乗ると腰が丸まるので、「歩くのはダメだけど自転車なら大丈夫」という方も少なくありません。

しかし、背や腰を丸めていればラクだからといって、いつもこうした姿勢をとっているのはあまり感心できません。このタイプの人も、できれば可能な限り背や腰を伸ばした〝正しい姿勢〟で歩くほうがいいのです。

先にも述べたように、人間の関節は上から下まで連動して動いていて、正しい姿勢で歩くことによって、全身の関節がスムーズに回るようにできています。それにもかかわらず、**腰を丸めて歩く習慣をつけてしまうと、腰だけでなく他の関節にもバランスの悪い負担がかかり、かえって関節を痛める**ことにつながっていってしまうのです。

ですから、本当はカートには頼りすぎないほうがいいし、自転車ばかり乗らずに普通に歩くように努力したほうがいいのです。もちろん、〝できるだけ〟で構いません。痛みやしびれなどの症状がひどいときは体を丸めて歩いてもいいですし、休み休み歩くのでもOK。ただ、あくまで〝理想とすべき歩き方〟は背すじを伸ばして歩く〝正しい歩き方〟だと心得てください。

そして、痛いからといって歩かずに家にこもっているよりは、カートを押してでも歩いたほうがいいし、自転車に乗ってでも外へ出たほうがいい。そのあたりの優先順位をしっかり頭に入れて、「できるだけ、よい歩き方で歩く」のを実践していきましょう。

Q6 ゴルフは脊柱管狭窄症によくないのでしょうか？

A ゴルフは症状を悪化させやすいスポーツのひとつです。

脊柱管狭窄症はゴルフ好きの高齢者に多い傾向があります。私の治療院にいらっしゃる患者さんにも「なんとかゴルフを続けたいんです……この腰痛をなんとかしてもらえませんか」という方がけっこういらっしゃいます。

ただ、結論から先に言うと、ゴルフは脊柱管狭窄症を悪化させやすいスポーツのひとつなのです。ゴルフのドライバーショットでは、振り切るときに大きく腰を反らす格好になります。ああいった **〝反る動き〟は脊柱管のスペースを狭めやすく、神経圧迫を強めることにつながりやすい**のです。同様の理由で草野球でフルスイングをしたり、ママさんバレーで体を大きく反らしてアタックをしたりするのもあまりよくありません。

本来ならこうしたスポーツはやらないほうがいいのですが、とりわけゴルフは

「多少痛みやしびれがあろうとも、これだけはやめられない」という人が多いようですね。

そういう方は、打つときに大きく反りかえらないように気をつけつつ、「打ちにいく」というよりも「芝生のウォーキングをしに行く」ような発想でゴルフを行なうといいでしょう。ラウンド中に間欠性跛行の症状が出てつらいときは、Part3の解消メニュー⓬で紹介した『靴ひも&背伸びストレッチ』などを行なって、腰をいたわりつつ歩いてみてください。

また、「天気が悪い日や寒い日は症状が悪化しやすいのでゴルフを避ける」「ゴルフの後はゆっくりお風呂に浸かって体を温める」といった注意点を守ることも大切です。

それともちろん、毎日『仙腸関節テニスボール矯正』をはじめとしたケアを行なって、症状を解消していかなくてはなりません。私の患者さんにも、こうした点を守りながら長期間ゴルフを続けている方がいらっしゃいます。ぜひみなさんも、脊柱管狭窄症を着実に治して、好きなことを長く続けられるようにしてください。

Q7

「宅配サービス」は使わないほうがいい?

A

歩かなくなることで足腰が衰えてしまう可能性もあります。

最近は、高齢者向けに食料品や日用品を宅配してくれるサービスが増えてきました。また、ネットショッピングをする高齢者も増えていて、わざわざ買い物に行かなくても、クリックひとつで必要な商品を求めることができるようになってきています。

ただ、あまりにラクをしすぎるのも考えもの。なぜなら、**買い物をする手間がなくなって歩く機会が減ると、足腰の筋肉や関節が衰えやすい**からです。私は、脊柱管狭窄症や坐骨神経痛がある人は、足腰を衰えさせないためにわざわざ遠くのスーパーへ買い物に行くくらいのほうがいいと思います。つまり、ラクな方法があったとしても、あえて不便な方法を選んで歩くくらいのほうがいい。程度問題だとは思いますが、みなさんもラクをしすぎて歩く機会を減らさないようにご注意ください。

Q8 水中ウォーキングをやってはいけないの？

A 体が冷えるので、脊柱管狭窄症の人はNGです。

脊柱管狭窄症を抱えている場合、水泳や水中ウォーキングなどの運動はおすすめできません。なぜなら、てきめんに体が冷えてしまうから。たとえ**温水プールだったとしても、多くは体温より低い水温に設定されている**ため、やはり体を冷やすことにつながってしまいます。

腰痛の中でもとくに脊柱管狭窄症は、冷えによる影響を受けやすい特徴を持っています。私の治療院に来る患者さんにも、「腰痛予防にと水中ウォーキングをすすめられ、実際にやってみたらかえって状態を悪化させてしまった」という方が少なからずいらっしゃいます。

腰のために歩くのなら、あくまで地上で。脊柱管狭窄症にとってプールでの運動は厳禁と思っておいたほうがいいでしょう。

Q9 歩くのがつらくても、歩かなきゃダメなの？

A 多少痛くても〝歩いて治す〟つもりで歩いてください。

私は、人間の関節は〝よく歩くこと〟に適した構造につくられていると考えています。

姿勢よく歩いて、上から下までの関節をスムーズに動かしていれば、どの関節もそうそう痛むことはありません。普段からよく歩いていれば、腰などの関節トラブルをよりよい状態へ回復させていくことも可能です。よく歩くことは、人の体の動きの維持・向上に不可欠の習慣と言っていいでしょう。

逆に言えば、私たちは、歩かないと衰えてしまうのです。歩かなくなると、関節の動きが悪くなり、筋肉も落ちて、体を動かすための機能がどんどん低下してしまいます。とくに、高齢になってから歩かなくなると、てきめんに運動機能が落ちて寝たきりへ近づいていってしまいます。

ですから、腰が痛くてもできるだけ歩くようにすべきなのです。酷なことを言うようですが、痛くてもつらくても歩いたほうがいい。私はいつも、どんなにひどい腰痛の患者さんにも「歩くことだけはあきらめないようにしてください」とアドバイスをしています。

痛みやしびれなどの症状がひどいときは、コルセットで腰を固定したり、患部をカイロで温めたり、痛み止めを飲んだりすれば、多少はラクに歩けるようになるものです。そういう地道な努力や工夫を重ねながら、日々少しでも歩くようにしてください。別にそんなに長い時間歩く必要はありません。それよりも、**短い時間でも構わないから姿勢よく歩く習慣をつけて、それを継続していくことのほうが大事**です。そうやって少しでも歩くようにしながら、日々関節を動かすようにしていきましょう。

とにかく、〝歩かない生活〟は〝歩けない生活〟への入り口です。腰痛に負けて歩かなくなってしまってはいけません。ぜひ、〝歩いて治す〟つもりで、攻めの気持ちを持って1日1日歩いてみてください。

Q10 杖はなるべくつかないほうがいいの？

A 杖をついてもいいですが、あまり頼りすぎないことが大切です。

歩き続けるために必要な手段は、積極的に導入すべきです。腰痛や坐骨神経痛がひどくなってきたときに、もし「杖をつけば歩ける」のであれば、杖を取り入れるほうがいいでしょう。

ただ、杖はあくまでスムーズに歩くための補助具であり、〝第3の足〟ではありません。〝頼りすぎない〟という意識を持って**体重をかけずに使うことが大切**です。

杖は痛いほうの足腰の〝反対側の手〟で持つのが基本。短すぎたり長すぎたりすると歩行姿勢に影響するので、適切な長さの杖を選ぶようにしてください。ちなみに、山登りやノルディックウォーキングに使う、両手で持つタイプのストックであれば、長さを調整できるものもありますし、背すじを伸ばして姿勢よく歩くことが可能です。新しいタイプの杖としてもおすすめだと思います。

Q 11

排尿障害が起こるようになったらどうすればいい？

A

排尿障害がひどくなった場合は手術を検討してもいいと思います。

脊柱管狭窄症はかなりの重症になると排尿障害が起こる場合があります。私は基本的に「脊柱管狭窄症は手術をしなくても治せる」という考えですが、さすがにここまで悪化してしまうと、関節矯正アプローチでの治療は難しくなります。ですから、排尿障害が起こるようになってしまったときは、手術を検討してもいいのではないでしょうか。

手術をしても、足腰の症状や排尿障害がすっきり治るとは限りません。ただ、ここまで症状が進んでしまうと、残念ながら手術以外に治す方法がないのです。

逆に言えば、**この段階まで悪くならなければ、手術に頼らなくても十分に治せる**のだということ。ぜひみなさん、早いうちから治療やケアをがんばって、ここまで状態を悪化させないうちに脊柱管狭窄症を治してしまいましょう。

Column4

腰がつらいときのお風呂の入り方は？

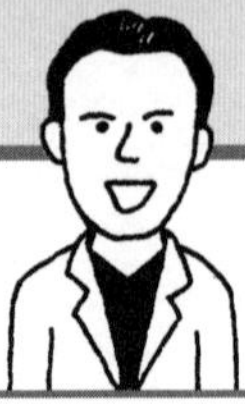

脊柱管狭窄症は冷えの影響をたいへん受けやすい腰痛です。寒さがこたえる日や急に気温が下がった日に、てきめんに症状が悪化するという人も多いでしょう。

それだけに、体を温めることに対しては、しっかり力を注ぎたいもの。日々の入浴に関しても「より体を温める入り方」「より腰痛を防ぐための入り方」をしていきたいところです。

私は、腰痛の患者さんには、首まで湯船に浸かる全身浴をおすすめしています。半身浴は首や背中が冷えてしまい、その冷えが腰にもじわじわと悪影響をもたらすので避けたほうが無難です。ただ、全身浴は湯温が高いとのぼせやすいので注意が必要。それを考え併せると、39度くらいのぬるめの湯に全身を浸してゆっくりと入浴するのがいちばん適しているのではないでしょうか。

冬場など、痛みやしびれがひどく感じられる日には、1日に２度入浴して体を温めるのもＯＫです。もっともその際は、入浴後に湯冷めしないよう、十分にお気をつけください。

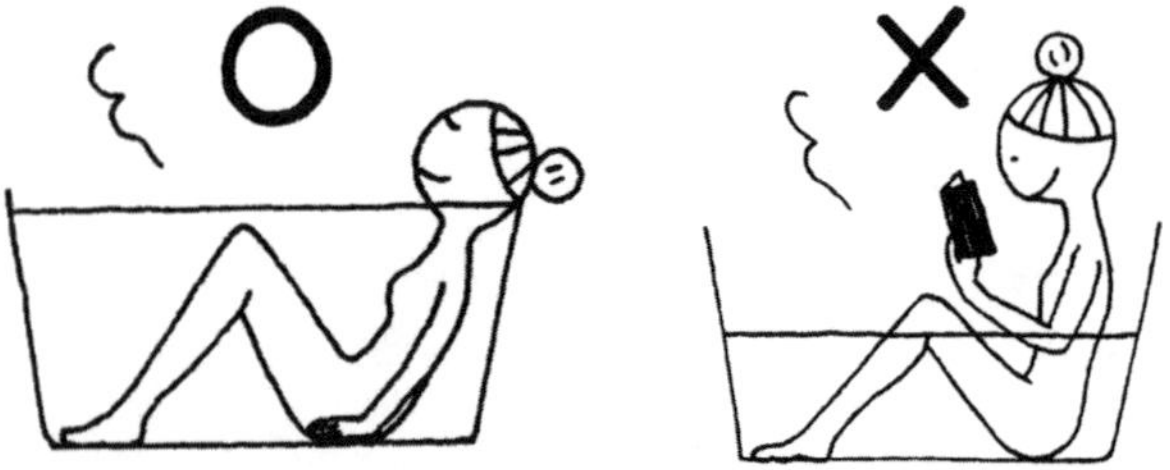

Part

5

脊柱管狭窄症を治せば老後の人生が大きく変わる!

整形外科では脊柱管狭窄症は治らない？

脊柱管狭窄症はこれまでは〝数ある腰痛の中でももっとも治りにくいもの〟とされてきました。来院される方々に話を聞くと、どうやら患者さんの間でも〝脊柱管狭窄症はなかなか治らない〟というイメージが定着しているようです。

いったいどうしてなのか。そのいちばんの理由を言わせていただくなら、病院の整形外科へ行っても治らないケースが多いからです。

では、整形外科では脊柱管狭窄症の患者さんにどんな治療を行なっているのでしょう。一般的なパターンは、湿布や痛み止めを処方して様子を見て、症状がとれなければ神経ブロック注射をし、医療機関によっては低周波治療、赤外線治療なども行ないます。ただ、こうした治療は、**一時的に症状を和らげても、根本的な解決にはつながらない**もの。それで、多くの患者さんはいったんはよくなってもすぐに症状をぶり返し、状況が改善されずに痛みやしびれを抱えているのです。

そして、一向に症状がよくならなかったり、かえって症状が悪化したりすると、手術をすすめられるパターンが多いようです。もっとも、脊柱管狭窄症の手術は、体への負担が少なくない大手術であり、それを受けても症状がすっきりとれるとは限りません。なかにはうまくいくこともありますが、**以前とまったく変わらなかったり、以前よりも痛みやしびれがひどくなったりすることもある**のです。

医師からそういう説明を受ければ、当然、患者さん方は途方に暮れてしまいます。手術を受ける気にもならず、症状とつき合っていく人も多いでしょうし、鍼灸《しんきゅう》などの代替療法に流れていく人も多いのではないでしょうか。

すなわち、病院の整形外科などでこういった苦い経験をするうちに、多くの患者さんが〝脊柱管狭窄症は治らない〟という固定観念に縛られてしまうわけですね。

それと、整形外科における脊柱管狭窄症治療のもうひとつの大きな問題点は、画像診断に頼りすぎているところです。

最近の整形外科では、ＭＲＩやレントゲンを撮影して、脊柱管が少しでも狭くなっていれば『脊柱管狭窄症』という診断を下すケースが多くなっています。中には、患者さんの個別の症状もくわしく聞かずに、画像だけを見て『脊柱管狭窄症』と診断するような医師もいると聞きます。

しかし、私は、こうして**判で押したようにあれもこれも『脊柱管狭窄症』にしてしまってはいけない**と思っています。

なぜなら、これまで述べてきたように、脊柱管狭窄症にはいろいろなタイプがあるからです。たとえ画像では脊柱管が狭くなっていたとしても、その人の症状に目をやれば、ほとんど椎間板ヘルニアの症状だけが出ている人もいますし、腰椎分離症・すべり症の症状が出ている人もいます。そういう人に〝型通りの脊柱管狭窄症の治療方法〟を施してもよくなるわけがありません。よく「病気を見て、人を見ない医師が多い」という話も聞きますが、**画像に頼ってばかりで症状にスポットを当てていない医療機関では、その人を苦しませている腰痛の本当の原因がすっかり見逃されてしまっているケースも少なくない**のです。

もちろん、整形外科の医師は1日に数多くの患者さんを診《み》なくてはならず、ひとりの患者さんに多くの時間をかけられないという事情もあるのかもしれません。

とにかく、いまの腰痛治療界は、なかなかこういった現状から抜け出せずにもがいています。そして、こうした状況がよけいに脊柱管狭窄症という腰痛を〝治りにくいもの〟にしてしまっているのです。

ひとりひとりの〝腰痛の個性〟に合わせた治療をしよう

では、脊柱管狭窄症を確実に治すには、いったいどうすればいいのでしょう。

答えは簡単です。すなわち、ひとりひとりの患者さんの話をよく聞いて、その人その人の症状に合わせて、タイプごとの治療メニューを用意していけばいいのです。

私は、**腰痛治療はひとりひとり合う方法が異なっていて、〝その人の症状に合った解消方法〟を提示してあげられるかどうかが、治癒のカギを握っている**と考えています。

これは、言ってみれば、その人その人の〝腰痛の個性〟に合わせたオーダーメイド治療のようなものでしょう。

先にも述べたように、脊柱管狭窄症には、過去の人生において経験してきたいろいろな腰痛が内包されています。腰の患部には、ヘルニア、ぎっくり腰、分離症・すべり症などを患ってきたその人の〝腰痛ストーリー〟が詰め込まれていて、それぞれひとりひとりに違った〝個性（＝症状）〟があるのです。だから、その〝腰痛の個性（＝症状）〟に合わせて、ひとりひとりに適した治し方を提示してあげればいいわけです。

現に私は、日々治療院での治療において、この考え方を実践しています。患者さんの問診に何十分もの時間をかけ、その人の〝腰痛ストーリー〟や〝腰痛の個性〟を丹念に洗い出し、その人の腰痛タイプにもっとも適した治療メニューを組んで「これを実践すれば確実に治りますよ」と、患者さん方に提示をしています。

そして、これによってほとんどの方が腰痛を完治させているのです。

つまり、その人その人の症状やタイプに合った治療を施していけば、脊柱管狭窄症は確実に治せるのだということ。ですから、私に言わせれば、**脊柱管狭窄症は決して〝治りにくい腰痛〟ではなく、〝ちゃんと治せる腰痛〟**なのです。

本書ではここまで、脊柱管狭窄症の症状やタイプごとの解消メニューをご紹介してきました。この本の中から自分のタイプを見つけ、自分に合ったメニューを実践していけば、自分の力で症状を解消することができるはずです。

ぜひみなさんも、自分の症状に合った解消メニューを行なって、痛みやしびれを撃退していってください。治療の道筋を見出《みいだ》すことができれば、手術を受ける必要もありません。賭《か》けのような手術を受けるよりも、セルフケアで治していくほうがよっぽど確実。きっと、**セルフケアで治していくほうが、手術を受けるよりもはるかに高い確率で〝よい結果〟につながるはず**です。

だからみなさん、もう迷うことはありません。日々自分に合った解消メニューを実践して、脊柱管狭窄症とおさらばしましょう。

治すか治さないかで老後の人生が決まってしまう!

人の人生は、脊柱管狭窄症を治すか治さないかによって、かなり大きく変わってくるのではないでしょうか。

だって、考えてみてください。

脊柱管狭窄症は、歳をとってから悩まされる腰痛です。もし、治さなかったり治せなかったりした場合、老後の人生に大きな影響を及ぼすと考えられます。

たとえば、痛みやしびれに悩まされ、外を出歩くのを嫌がって家の中にこもるようになってしまったら、どうなるでしょう。家にこもると、関節や筋肉はあっという間に衰えてしまいます。運動機能が落ち、転んで骨折でもしてしまえば、ふとんやベッドから離れられない生活になってしまうかもしれません。最悪の場合、そのまま寝たきりや要介護の生活へ突入していってしまう可能性も考えられます。

そんな状況になってしまったら、老後の人生が台無しですよね。もしかしたら、**脊柱管狭窄症を治さなかったのがきっかけで寿命を縮めることになってしまう**かもしれません。

一方、体が衰える前に、脊柱管狭窄症をしっかり治していたとしたらどうなるでしょう。おそらく、丈夫な足腰を保ちつつ、積極的に出歩いたりいろいろな活動をしたりして、充実した老後の人生を送れるのではないでしょうか。そして、**いつまでも元気に生きて、健康長寿を実現できる**のではないでしょうか。

つまり、脊柱管狭窄症を治すのと治さないのとでは、人生に大きな差がつく可能性が大きいわけです。ひょっとしたら、片や早々と寝たきり人生コース、片や末永く健康長寿コースというくらい、人生の充実度に差がついてしまうかもしれません。

さて、これからの人生、みなさんはどっちのコースへ進んで行きたいでしょう。もちろん、健康長寿コースに決まっていますよね。

だったら、とにかく早め早めに脊柱管狭窄症を治してしまいましょう。

繰り返しますが、脊柱管狭窄症は自分の症状やタイプに合わせて適切な手段をとっていけば、確実に治すことができます。治すのをあきらめたり、セルフケアを完治前にやめてしまったりしてはいけません。

「あきらめたら最後、どんどん寝たきりコースへシフトしていってしまう」というつもりで、**「絶対に治す!」という強い気持ちを持って治療やケアに取り組む**ようにしましょう。

私の治療院にいらっしゃる患者さんも、そういう強い気持ちで治そうとしている人は、脊柱管狭窄症に別れを告げることができています。どの方も、長年悩まされ続けてきた痛みやしびれをすっきりと解消させて、健康長寿コースに乗り換えることに成功されているのです。

ですから、みなさんもつらい症状に別れを告げて、これからのご自分の人生を健康長寿コースへと舵《かじ》を切るようにしていきましょう。みなさんの人生は、脊柱管狭窄症を治すか治さないかで大きく変わるのです。

さあ、みなさん、悩みの種の痛みやしびれと縁を切りましょう。1日1日やるべきことをやって、腰痛を撃退していきましょう。そして、自分の人生をいつまでもキラキラと輝かせていこうではありませんか。

おわりに

最後まで読んでいただき、ありがとうございました。

『脊柱管狭窄症』というのは腰痛の終着駅であり、介護が必要になるロコモティブシンドロームの一歩手前の状態です。ですから当院では、施術だけでなく、歩き方、荷物の持ち方、座り方、寝方など日常生活の姿勢や動作の指導までさせていただいて、何とか完治に向かうよう、スタッフ一同、全力で対応しております。患者様の中には、「もう治らない」という先入観にとらわれた方もいらっしゃいますが、私たちも自分の親や家族に対するようなつもりで、頑張って施術にあたっています。

脊柱管狭窄症では、手術に踏み切る方も多くいらっしゃいます。それに反対するつもりはありませんが、私の周りで手術中心の治療をされているお医者様は、腕がいい先生ほど、「手術以外で治るならば、それが一番いい」とおっしゃいます。

手術には『絶対的適応』と『相対的適応』の2種類があります。絶対的適応とは、手術以外の方法では治すことができず、かつ命にかかわる疾患への救命手術のことなので、手術を行なう側も受ける側も悩むことは少ないでしょう。その他の手術はすべて相対的適応であり、手術以外でも治すことができ、命にかかわらない疾患への手術ということになります。もしも痛みやしびれを、運動療法、薬剤、物理療法、さらには日常生活の姿勢や動作を見直すことで、少しずつでも治すことができるのなら、手術によるリスクもなく、何よりも後悔する可能性が小さくなります。

当院はこれまで「予約が取れない」「予約○年待ち」などとメディアで喧伝《けんでん》されてきました。しかしこの度、システム変更・増員増設をし、すぐに対応できるようにいたしました。お悩みの方は、直接お会いして、ご相談いただければと思います。

最後に、本書出版のきっかけをいただいた幻冬舎編集部の藤原将子様、校正の池田明子様、構成を手伝ってくださった高橋明様、本当にありがとうございました。

そして、私を日々支えてくれている弊社のスタッフ及び家族に、心から感謝をいたします。

２０１７年2月　酒井慎太郎

酒井慎太郎（さかい・しんたろう）

さかいクリニックグループ代表。柔道整復師。千葉ロッテマリーンズオフィシャルメディカルアドバイザー。中央医療学園特別講師。整形外科や腰痛専門病院、プロサッカーチームの臨床スタッフとしての経験を生かし、腰痛やスポーツ障害の疾患を得意とする。解剖実習にて「関節包内機能異常」に着目。それ以来、関節包内矯正を中心に難治の腰痛やひざ痛の治療を1日170人以上行なっている。TBSラジオ「大沢悠里のゆうゆうワイド　土曜日版」にレギュラー出演。その他多くのテレビ番組で「注目の腰痛治療」「神の手を持つ治療師」として紹介される。また、朝日カルチャーセンターや池袋コミュニティカレッジなどで月4回のペースで一般の方向けの講演も行なっている。内藤大助さん（ボクシング第36代WBC世界フライ級チャンピオン）、井上尚弥さん（ボクシング第33代WBC世界ライトフライ級チャンピオン）、田口良一さん（WBA世界ライトフライ級チャンピオン）、高橋由伸さん（プロ野球監督）、山本“KID”徳郁さん（総合格闘家）、十朱幸代さん、音無美紀子さん、秋野暢子さん、中山美穂さん（女優）、村井國夫さん、山下真司さん（俳優）、中村福助さん、市川高麗蔵さん（歌舞伎俳優）、松任谷正隆さん（音楽プロデューサー）、笑福亭鶴瓶さん（落語家）、土田晃之さん、佐々木健介さん、堀ちえみさん、磯山さやかさん、優木まおみさん（タレント）、Hydeさん、宮沢和史さん（ミュージシャン）、TRF・CHIHARUさん、EXILE　ÜSAさん、TETSUYAさん（ダンサー）、元東京慈恵会医科大学准教授幡場良明先生などさまざまなアスリートやタレント、医療関係者の治療も手掛ける。『脊柱管狭窄症は自分で治せる!』（学研プラス）、『腰痛は歩き方を変えるだけで完治する』（アスコム）、『腰痛は99%完治する』『肩こり・首痛は99%完治する』『ひざ痛は99%完治する』『関節痛は99%完治する』『股関節痛は99%完治する』『坐骨神経痛は99%完治する』（すべて小社）など著書多数。

ホームページhttp://www.sakai-clinic.co.jp

カバーデザイン／渡邊民人（TYPEFACE）
カバーイラスト／荒井雅美（トモエキコウ）
本文イラスト／坂木浩子（ぽるか）
本文デザイン・DTP／小林麻実、猪狩玲子（TYPEFACE）
撮影／植一浩
モデル／藤木美咲（ヴィスカエンターテイメント株式会社）
ヘアメイク／高橋あかね
編集協力／高橋明

脊柱管狭窄症は99%完治する
〝下半身のしびれ〟も〝間欠性跛行〟も、あきらめなくていい！

2017年4月5日　第1刷発行

著　者　酒井慎太郎
発行人　見城 徹
編集人　福島広司
発行所　株式会社 幻冬舎
〒151-0051 東京都渋谷区千駄ヶ谷4-9-7
電話　03(5411)6211(編集)　03(5411)6222(営業)
振替　00120-8-767643
印刷・製本所　図書印刷株式会社

GENTOSHA

検印廃止

ISBN978-4-344-03097-8 C0095
幻冬舎ホームページアドレス　http://www.gentosha.co.jp/
この本に関するご意見・ご感想をメールでお寄せいただく場合は、
comment@gentosha.co.jpまで。